집에서, 혼자서

최신피부미용요법

차종환 / 강태녀 공저

동양서적

머 리 말

피부는 우리 인체의 중요한 부분이건만 흔히 사람들은 내부 기관 이상에만 더 많은 신경을 기울인다. X-Ray, CT 촬영, 혈액검사 등이 그러하다.

어떤 사람은 친구나 세상 사람들을 보살피는데 열중하지만 가까이 있는 가족에 대해서는 등한시하는 경우와 비슷하다.

가까이 있는 가족도 잘 보살피고 우리 인체의 제일 외부에 있으면서 체온을 보호하고 외부 자극을 방어하는 피부에 대해서도 관심을 가져야 한다.

미인이란 첫째 피부가 깨끗하고 윤기가 있어야 한다. 물론 아름다운 눈, 균형 잡힌 코, 윤기 나는 볼도 중요하지만 그래도 피부가 먼저다.

매일 화단에 물을 주어 꽃을 가꾸듯 피부 관리도 잘해야 피부가 건강을 유지할 수 있고 피부건강은 신체의 건강을 나타낸다.

한방의학에서는 피부 관리를 위해 민간요법으로 안마, 마사지, 지압 등을 시행했다. 우리 조상들은 신체의 어느 부위에 통증이 생기면 그 부위를 지압이나 마사지로 자극을 해줌으로 치료효과를 보았다. 이런 것이 경락마사지 효과라고 볼 수 있다. 이런 신체건강은 피부건강과 일맥상통한 것이다. 내장기관에 이상 증세가 발생하면 피부에도 이상이 온다.

피부미용에서는 오장육부의 기운을 도우며 경락을 소통시켜야 한다.

서양의학에서는 미용성형외과에 의한 업적으로 미모 가꾸는데 많은 공헌을 했다. 더욱 최근 레이저 등장으로 피부 관리에 획기적인 발전을 했다.

한방의학에서는 피부미용이나 모발의 윤기를 위해 내부구조를 잘 다스려야 새로운 젊음을 찾을 수 있다고 한다.

본서는 젊음을 찾기 위해 피부 관리를 한방의 입장에서 주로 다루었다. 이를 위해 민간요법과 안마요법도 등장시켰고 피부이상의 치료방법도 제시했다. 동시에 미용성형수술과 레이저 수술에 대한 내용도 일부 다루었다.

본서가 아름다운 피부와 건강관리에 조금이나마 도움이 되었으면 한다.

2006. 5월 LA에서 저자일동

목 차

제 2 장 피부 관리

제 3 장 한방 피부 관리

제 4 장 경락 미용

제 10 장 피부염

제 11 장 여드름, 두드러기 및 사마귀

제 1 장 피부

1. 피부란?

아름다움을 추구하는 것은 인간의 본능이라 할 수 있다.

피부는 덥거나 추운 온도의 변화에 따라서 땀이나 지방을 적절히 분비하여 온도 조절을 한다. 또 단백질의 일종인 케라틴을 합성해 모발, 손톱 등을 만든다. 또한 통증, 가려움증을 느끼는 감각 기능도 있다. 무엇보다도 피부는 우리 몸 전체를 싸고 있기 때문에 신체를 구성하는 기관 중 가장 큰 장기라 할 수 있다.

피부는 우리 몸의 가장 외부에 있으면서 외부로부터의 모든 자극을 받아들이고, 민감하게 반응하는 보호막이다.

피부는 대략 세 부분으로 크게 나눌 수 있다. 피부의 제일 외부에 있어 우리의 눈으로 직접 볼 수 있는 표피(表皮)와 표피의 바로 밑에 자리 잡고 있으면서 피부의 주체를 이루는 층인 진피(眞皮), 그리고 진피 밑에 자리 잡고 있는 피하조직(皮下組織) 등이다.

2. 피부의 구조

(1) 표피(Epidermis)

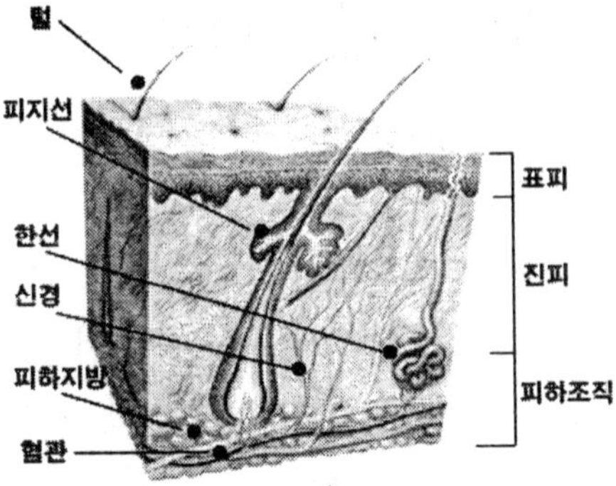

피부의 구조

표피층은 외부 층으로써 혈관은 없으나 끊임없이 신진대사와 세포분열이 이루어지는 곳이다. 대개 5~7일마다 재생하고 1~2개월 정도가 지나면 하나의 세포는 때나 비듬이 되어 떨어져 나가고 새로운 세포가 생겨나게 된다.

이 표피의 기저 층에는 멜라닌 색소가 분포되어 있어 피부의 색깔을 결정하게 된다.

햇살이 강렬하게 내려쬐일 때는 진피를 보호하여 자외선에 손상을 입지 않도록 하기 위해 멜라닌 세포가 집중적으로 멜라닌 색소를 분비해 낸다. 그 결과 피부가 태양에 노출될 때 검붉어지게 되는 것이다.

표피 바로 밑에 있는 진피는 매우 풍부한 조직으로 되어 있어 피부의 탄력을 주관한다. 특히 이 진피 층에는 혈관이나 임파선, 신경, 땀샘, 피지선 등 여러 기관이 분포되어 있어 피부의 영양이 이루어짐과 동시에 각종 피부질환을 유발시키기도 한다.

다음 피하조직은 지방이 축적되는 층이다. 피하조직의 지방세포는 마치 방석처럼 완충작용을 하고 있는데 이를 피하지방(皮下脂肪)이라고 부른다. 피하지방은 열의 발산을 막아주는 역할을 하고 영양상태를 나타내는 표상이 된다.

전신을 뒤덮은 피부의 총면적은 약 1.6㎡ 정도다.

피부는 표피, 진피, 피하조직으로 나눈다. 표피의 두께는 평균 0.2㎜ 정도, 세포로 6~7층 겹쳐져 있는데 얼굴 표피는 몸속에서 가장 얇고, 특히 눈꺼풀은 겨우 세포 2~3층의 두께에 지나지 않는다.

얇은 표피 중에서 매일 세포는 아래층에서 위층으로 성숙되면서 이행하고 신진대사를 반복한다. 표피의 맨 아래로, 진피와의 경계에 있는 기저층(基底層:기저세포)이 있다.

기저층에서 태어난 세포는 처음에는 기저세포와 같이 원주형을 하고 있으나 최종적으로는 평평한 각질 세포가 되어 피부 맨 바깥쪽을 덮는다. 즉, 원주형에서 점차로 평평해지고 피부 표면을 덮는 각질층까지 세포가 변화해 가는 것이다. 이 과정을 각화(角化)라고 부른다.

각질층의 세포는 약 2주간 정도로 피부에서 떨어져 나간다. 이것이 소위 '때'라고 불리는 것이다.

보통 기저층에서 각질층에 이르기까지는 2주가 걸리므로 세포는 합계 약 4주간을 주기로 교체해 가는 셈이다.

이 각화가 순조로이 행해지고 있는 한 피부는 항상 매끄럽고 보드라운 상태가 된다. 그러나 각화가 잘 되지 않으면 피부가 거칠어진다.

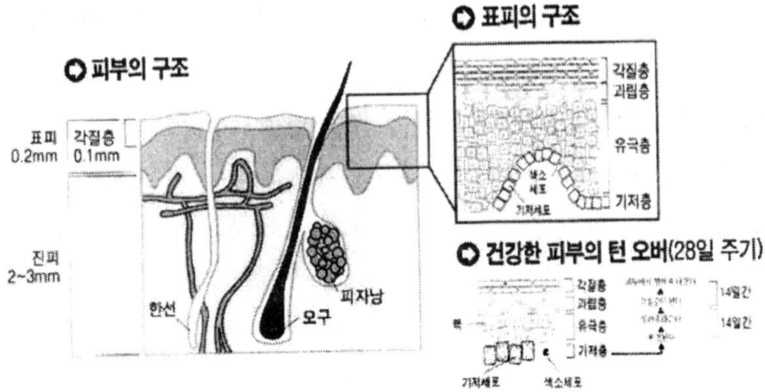

피부와 표피의 구조

(2) 진피(Dermis)

0.1㎜ 정도의 표피 밑에 있는 진피는 피부의 본태(本態)에 해당하고 대부분이 다발로 되어 피부의 탄력을 결정하는 고무와 같은 탄력섬유로 구성되어 있다. 0.15~4㎜ 정도의 두꺼운 층이다.

그리고 진피에는 표피와 달리 모세혈관이나 림프관, 신경, 그 외에 여러 가지 부속기관이 있다. 그 첫째가 털로, 진피 맨 아래에서 피하지방과의 경계에 해당하며, 털을 만드는 세포(모유두:母乳頭)가 있다. 이 세포에서 피부 표면을 향해 열려 있는 구멍이 모공으로, 그 중간에 피지를 분비하는 피지선(皮脂腺)이 열려 있다.

한편 땀을 분비하는 에크린 한선도 진피에서 표피를 향해 열려 있다.

대부분의 땀은 피부표면에서 증발하여 체온 조절을 행하고 있으나 극히 적은 땀은 피부표면에 남는다. 이 땀과 피지가 쌓여 피부의 표면을 덮는 피지막(皮脂幕)이 형성된다.

피지막은 피부의 촉촉함을 유지하는 천연 크림이다. 피지막의 양에 따라 건성 피부나 지성 피부 또는 여드름 피부 등 피부 타입이 정해진다고 해도 된다. 유액이나 크림은 이 피지막의 부족을 커버하여 피부의 촉촉함을 유지하는 것을 목적으로 한 것이다.

(3) 피하조직

피하조직은 표피, 진피에 이어 피부의 최하층에 해당하는 것이다. 피하조직은 대부분이 피하지방이므로 살찐 사람과 마른 사람과는 상당한 차이가 있다. 그러나 몸의 부분에 따라 지방이 붙는 상태가 상당히 다르고, 복부나 전부는 피하지방이 두꺼워지기 쉽지만 코 등은 그다지 변하지 않는다. 살이 찌더라도 안타깝게도 코는 높아지지 않는 것이다.

피하조직의 작용은 주로 2가지가 있다.

첫 번째는 구션으로, 외부의 압력 등으로부터 몸을 보호하는 것이며 또 한 가지는 솜처럼 몸을 감싸 체온의 발산을 방지하는 것이다.

(4) 피지막(지방막)

피부를 보호하는 또 한 가지 중요한 작용을 하는 것이 '피지막(皮脂膜)'이다. 앞에서도 언급했듯이 피지선에서 분비되는 피지가 피부 위에서 균일하게 섞이는 것이다.

이 피지막은 첫 번째로는 피부의 매끄러움을 좋게 하는 작용이다. 무엇인가로 피부를 비비거나 피부에 어떤 외력이 가해질 때, 그 마찰에 의한 자극을 완화하는 작용을 한다.

둘째, 피부의 촉촉함을 유지하는 작용이다. 종종 '촉촉하고 아름다운 피부'라고 하듯이 피부의 촉촉함은 아름다운 피부를 만드는 큰 요소 중의 하나이다.

이 '촉촉함'은 피부 표면의 각질층에 포함되어 있는 수분 량을 가리키고 있다. 각질층은 약 20%의 수분을 포함하는 상태가 가장 좋다고 하며, 수분 량이 10% 이하가 되면 피부가 건조하고 거칠어진다. 피부막은 피부의 표면에 얇은 막을 만드는 것에 의해 증발을 방지하여 피부의 촉촉함을 유지하는 것이다. 또 각질층의 세포는 항상 때가 되어 탈락되고 있기 때문에 표면에 가까운 세포 사이에 틈이 생겨 있다. 피지막은 이 틈에도 들어가 여분의 각질층의 탈락을 막고 있다.

그러므로 피지막이 부족해지면 피부는 건조하여 각질층이 마치 물기를 잃은 귤의 껍질처럼 쭈글쭈글해진다. 이것이 잔주름이나 거친 피부로 나타나는 것이다.

그러므로 피지막이 부족한 경향이 있는 사람 즉, 건성 피부인 사람은 유액이나 크림으로 인공적인 피막을 만들어 피부의 건조를 방지할 필요가 있는 것이다. 그렇다고는 해도 많이 바르면 좋지 않다. 자신에게 부족한 피지막을 보충하는 데 딱 좋은 유액 또는 크림을 선택하는 것이 중요하다.

셋째, 지성 피부로 피지막이 지나치게 많아 고민인 것이 지성 피부인 사람이다. 지성 피부인 사람은 피지의 분비가 너무 많기 때문에 피부가 끈적끈적하고 피지막이 모공까지 막아버리는 경우가 있다. 이렇게 하여 막힌 모공이 세균 감염을 일으키면 여드름이 되는 것이다.

따라서 지성 피부인 사람은 정성스럽게 세안하여 여분의 피지막을 제거하는 동시에 피부를 청결하게 유지하는 것이 중요하다. 세안으로 피지막이 없어지나 3~4시간 후면 다시 생긴다.

피지의 분비량은 또 연령, 계절, 성(性)에 따라 달라진다. 나이를 먹으면 먹을수록 피지의 분비량은 저하되고, 중성 피부인 사람이라도 여름에는 지성 피부, 겨울에는 건성 피부에 가까워진다. 이런 변화에 맞춰 손질을 하여 피지의 양을 적당하게 컨트롤하는 것이 기초 화장품의 첫 번째 목적이라고 할 수 있을 것이다.

넷째, 약산성 유지. 피지막이 갖고 있는 네 번째 작용은 약산성(弱酸性)으로 유지하여 세균이나 곰팡이의 증식을 방지하는 것이다.

건강한 피부는 PH 4.5~6.5 사이에 있으며 약산성을 나타내고 있는데, 이것이 피지에 포함되는 지방산과 땀 속의 유산(乳

酸)에 의한 작용이다. 피부가 알칼리성이 되면 세균이나 곰팡이가 번식하기 쉬워 무좀 등이 생기기 쉽다. 무좀은 종종 땀으로 짓무르는 것이 원인이라고 일컬어지고 있는데, 이것은 땀이 오랫동안 피부 표면에 남아 있으면 피부를 알칼리성으로 만들어 균이 번식하기 쉽도록 하기 때문이다.

피지막은 약산성을 유지하는 동시에 알칼리성의 경향을 띤 피부를 산성으로 되돌리는 힘을 갖고 있다. 그러므로 비누로 세안을 하여 일시적으로 PH 9~10까지 알칼리성을 띠어도 피부는 5~8시간 정도로도 약산성으로 회복하는 것이다.

3. 피부의 기능

(1) 보호 작용

피부는 몸을 덮어서 외부의 물리적, 화학적인 영향으로부터 격리시켜 몸을 보호하는 작용을 한다. 특히 피지막과 각질층이 세균이나 병독(病毒), 광선, 전자파, 화학물질 등을 차단하여 피부를 보호하게 된다.

따라서 이들의 기능이 쇠약해지면 피부는 곧 거칠어지고 여러 가지 병독 반응이 나타나게 된다.

기미나 주근깨는 멜라닌 색소의 증가나 색소의 색이 짙어지기 때문에 생기는 것이다. 멜라닌 색소가 적으면 살색이 희어질 것이라고 생각하는 사람도 적지 않은 듯 하다.

멜라닌 색소는 자외선을 흡수하여 그 해(害)로부터 피부를 보호하는 작용을 한다.

일광에 포함되어 있는 자외선은 피부에 도달하면 피부세포를 파괴하는 작용을 갖고 있다. 물론 몸에는 파괴된 세포를 수복(修復)하는 기능이 갖추어져 있으나 이 수복 리듬이 깨져 세포가 이상하게 증식된 것이 피부암이다. 즉, 자외선으로 세포가 파괴되는 횟수가 많을수록 피부암이 발생할 위험은 높아지는 것이다.

그러므로 피부는 우선 피부 표면에서 자외선을 반사시키는 것과 함께 내부에 도달한 자외선을 멜라닌 색소로 흡수하는 것에 의해 세포를 보호하고 있다.

그러니 백인처럼 원래 멜라노사이트의 작용이 나쁜 인종은 멜라닌 색소가 적기 때문에 황색 인종에 비해 피부암에 걸릴 확률이 높은 것이다. 우리나라 사람은 이 점에서 백인보다 피부암에 대한 저항력은 높지만 멜라노사이트의 작용이 활발한 만큼 기미가 생기기 쉬운 것이다.

이외에 자외선은 직접, 간접으로 피부에 해를 가하여 노화를 촉진시킨다고 알려져 있다.

이런 자외선의 해를 방지하기 위해 멜라닌 색소는 천연의 썬 스크린이 되어 자외선을 흡수하고 있는 것이다. 특히 원래 피부가 검은 사람은 자외선을 감싸 기미를 만들기 쉬운 결점을 갖고 있다. 그러나 반대로 말하자면 피부가 흰 사람보다 자외선에 강한 것이므로 비관할 것은 없다.

또한 피부 표면에서는 끊임없이 땀이 증발하여 체온의 상승을 방지하고 있다. 하루에 증발하는 땀의 양은 약 1ℓ에 달하고 있다.

(2) 흡수 작용

피부는 이물질의 침입을 방지하는 장벽의 작용을 하고 있으므로 큰 물질은 통과할 수 없다. 물이나 물에 녹는 것은 각질층까지 들어가지만, 이것은 흡수라기보다 각질층에 들어가는 것이라고 말하는 편이 적절하다. 그러므로 레몬 팩을 해도 비타민 C가 닿는 것은 각질층까지이고, 중요한 멜라닌 색소가 존재하는 기저 층까지는 이르지 못한다. 그에 비해 지용성 물질, 예를 들면 비타민 E 등은 표피의 모공을 통하여 흡수된다는 것을 알 수 있다. 단, 흡수된다고 해도 국소적이라는 의미인데, 예를 들면 비타민 E를 발라 피부의 혈액순환을 좋게 할 수는 있어도 전신의 혈액순환을 좋게 할 수는 없다.

(3) 재생 및 항체 생성작용

인간의 신체는 쉴 새 없는 신진대사 작용이 이루어지고 지속적인 재생작용이 또한 이루어지고 있다. 기저층 세포가 분열되면서 증식시킨 세포는 차례로 표면층으로 올라와 약 1~2주가 지나면 떨어져 나가게 되면서 하나의 주기를 완성하게 된다. 이것은 바로 피부의 재생기능 때문이다.

그런데 만약 노화가 진행되면 이러한 피부의 재생기능은 그 속도가 느려지게 되면서 피부상태가 악화된다. 이외에 외부로부터 상처를 입은 뒤 스스로 치유가 되는 것도 피부의 재생기능 때문이다. 이러한 피부의 재생기능이 정상적일 때 피부는 아름답다. 그런데 만약 그 기능이 쇠약해지면 주근깨나 주름살, 기미 등이 나타나게 되고 갈수록 심해진다. 그리고 피부 역시 탄력과 신축성을 잃어버리게 된다.

따라서 평소 정상적인 피부의 재생기능을 유지시켜 주는 것이 중요하다. 그 방법은 균형 잡힌 음식섭취와 적당한 운동을 하는 것이 좋다.

피부는 몸에 있어서 세균 등과 접촉하는 최초의 관문이다. 병원균이 침입하면 이것을 공격하는 항체가 만들어진다. 알레르기에 의한 부스럼은 항세가 만들어저 침입자와 싸우는 것과 같은 메커니즘으로 일어난다.

(4) 수분 및 영양유지

피부의 수분 함량은 70% 이상이다. 각질층에도 수분이 12~15% 함유되어 있다. 이들 수분을 유지시키는 것은 피지막이다. 적절하면서도 충분한 수분을 유지하는 것은 피부에 있어서 절대적으로 필요하다. 만약 수분 유지 기능이 저하되면 피부에 곧 주름살이 생기게 되기 때문이다.

따라서 수분 유지 능력을 보존하고 수분을 충분하게 공급하는 것이야말로 피부보호에 있어 가장 중요한 요소이다.

표피로 형성되는 기저층 세포는 진피의 모세혈관으로부터 영양분을 받아 성장하여 피부가 된다. 세포 속에는 단백질

27.5%, 지질 2%, 염분 0.5%를 함유하고 있는데 피부는 바로 이들 영양분을 보존시키는 기능이 있다.

따라서 만약 영양분을 보존하는 기능이 저하되면 곧 과민성 피부가 된다. 피부가 조여들고 벗겨지면 거칠어지는 등의 증상이 나타난다. 그러므로 신체 내부의 건강을 유지하려면 반드시 피부를 보호하는 것에 심혈을 기울여야 한다.

(5) 분비 및 배설작용

피지선의 분비물을 피지라고 한다. 이는 모발과 피부를 윤택하게 하는 기능을 가지고 있다. 또 땀샘의 분비물을 땀이라고 한다. 이 두 분비물이 유화(乳化)되면 피지막으로 형성된다.

그런데 만일 분비가 부족하면 피부의 보호와 유지기능을 원활히 수행하지 못하게 된다. 또 이와 반대로 과다분비일 때는 곧 여드름 등의 피부 트러블을 일으키는 원인이 된다.

그러므로 분비가 부족할 때는 보충을 해야 하고 분비가 너무 많을 때는 깨끗이 씻어주어야 한다. 이것이 바로 올바른 피부 보호방법이다.

땀샘에서 땀을 배출하는 것은 표피에 수분을 공급하는 기능 외에도 체온을 조절하는 중요한 역할을 담당한다. 또 피지선, 아포크린샘(apocrine gland), 이산화탄소 등을 배설시키기도 한다. 특히 체내의 중금속은 아포크린샘으로 배설되지 않고 땀샘을 통해 배설되므로 땀샘이 얼마나 중요한가를 알 수 있다.

이러한 피부의 배설기능이 저하되어 배설이 제대로 되지 않으면 각종 피부병이 생기고 건강에도 좋지 못한 영향을 미치게 된다.

(6) 호흡 작용

피부에도 산소를 받아들이고 탄산가스를 배출하는 호흡 작용이 있다. 그러나 폐가 가지고 있는 호흡 능력의 약 1/150에서 1/200 정도에 지나지 않고, 화장품을 발라도 피부 호흡은 방해받지 않는다.

(7) 지각 작용

피부에는 촉각(觸覺), 온각(溫覺,) 통각(痛覺), 압각(壓覺) 등 외부의 자극을 받아들이는 수용체가 있다.

(8) 체온 조절 작용

피부는 신체의 체온을 조절해 주는 기능을 가지고 있다. 격렬한 운동으로 과도한 열에너지가 발생되었을 경우, 그것을 발산하는 작용을 피부가 담당한다. 체온을 조절하는 기능은 피부가 70%를 담당하고 나머지는 호흡을 할 때 이루어진다.

더운 날씨일 때는 피부 표면이 넓어져서 열을 발산하기 쉬워진다. 반대로 추울 때는 피부 표면이 수축되어 열의 방출을 억제하는 작용을 한다.

(9) 발한 작용

사람의 몸에서 땀이 나오도록 하는 것이 피부의 역할이다. 땀을 보냄으로써 체온을 조절하고 피부 건조를 막으며, 피부 조직에 쌓여 있는 노폐물을 배출시키는 것이다.

4. 피부색

얼굴의 피부색은 멜라닌 색소, 멜라노이드, 헤모글로빈의 산화도, 카로틴 등의 다소에 따라 차이가 생긴다. 또 신체부위에 따라서 멜라닌 색소가 많은 곳과 적은 곳이 있다. 성기 주변, 항문, 유륜, 유두, 겨드랑이, 눈꺼풀 등에는 멜라닌 색소가 많지만, 손바닥이나 발바닥에는 멜라닌 색소가 없다.

(1) 멜라닌(Melanocyte)

기저층의 세포에서 한 가지 중요한 작용을 하는 것이 멜라노사이트(색소형성 세포)이다. 멜라노사이트는 기저세포 사이에 점점이 존재하여 갈색 색소 즉, 멜라닌 색소를 만들어 기저세포와 유극세포에 멜라닌 색소를 공급하고 있다.

이 멜라닌 색소에 의해 우리들의 피부색이 결정되는 것이다. 멜라닌 색소가 크고 짙고 게다가 수가 많으면 피부의 색이 검어진다. 반대로 멜라닌 색소의 수가 적고 게다가 작으며 엷은 것이 백인인 것이다. 황색 인종은 이 중간에 해당된다. 인종

간의 피부색의 차이는 멜라노사이트의 작용 차에 의한 것이다.

또 멜라노사이트는 자외선 자극을 받으면 활발하게 작용하여 많은 멜라닌 색소를 만들어 낸다. 이것이 햇볕으로 인해 피부가 검어지는 것이다.

멜라닌은 흑 색소세포가 생성한 색깔인데 가장 흔한 것이 검은색이다. 그러나 간혹 붉은색을 띨 때도 있다.

이러한 흑 색소세포는 인종 차이 때문에 인체에 각각 다르게 분포하지는 않는다. 다시 말해 대체로 같다는 말이다. 따라서 피부가 검고 희게 되는 것은 분비되는 멜라닌 색소의 양에 따라 결정이 된다.

만약 피부가 자외선으로부터 자극을 받게 되면 멜라닌 색소가 곧 표피세포에 침착되면서 피부가 검어지게 된다. 이것은 바로 자외선이 인체 내 수분의 분해를 방해하는 현상으로 일종의 자연 치유력으로 볼 수 있다.

그러므로 자외선에 과다하게 노출되는 것은 피부미용을 해치는 주범이다. 햇살이 너무 강렬할 때는 외출을 삼가는 것이 좋다. 부득이 외출을 해야 할 때는 모자를 쓴다거나 자외선 차단 크림을 바르고 나가도록 한다.

(2) 카로틴(Keratinocyte)

이는 당근의 홍색소로서 인체 내에서 비타민 A로 변화되는 물질이다. 이러한 카로틴을 과다하게 섭취하면 피부에 적체가 되면서 노란색을 띠게 된다. 그러나 해로움은 없다. 특히 비타민 A에는 강렬한 항산화 기능이 있기 때문에 당근을 많이 먹는 것은 피부 미용에 매우 유익하다.

(3) 헤모글로빈

헤모글로빈은 적혈구 속에 있으며 산소와 이산화탄소를 운반하는 기능이 있다. 피부 색깔의 변화, 특히 얼굴색은 헤모글로빈의 양과 상태에 따라 결정된다.

혈류량이 왕성할 때는 얼굴색이 불그스레하니 건강한 혈색을 나타내게 된다. 그러나 초조해 하거나 질병이 생기면 혈류가 정체되고 안색 또한 창백해진다. 이는 헤모글로빈의 양이 감소하기 때문이다.

특히 헤모글로빈과 산소가 결합되었을 때는 얼굴색이 밝고 윤기가 나며 붉은색을 띄게 되지만 반면 이산화탄소와 결합되면 검붉은 색을 띄게 된다. 대사 작용이 원활하지 못하거나 어디에 부딪혔을 때는 피부에 퍼런 멍이 들거나 검어지게 되는데 이것은 혈류, 즉 피의 흐름이 정체되었기 때문이다.

피부 표면의 상태도 역시 피부 색깔에 영향을 주게 된다. 피부가 너무 건조하면 세포의 투명도에 영향을 미치게 되므로 피부에는 밝고 빛나는 윤기가 없어지게 된다.

5. 한의가 본 얼굴빛

득신이란 정신이 충만하고 눈빛이 빛나며, 발음이 또렷하고 얼굴에 윤기가 흐르며, 호흡이 순조로운 것을 말한다. 제아무리 어려운 질병으로 고생한다 해도 득신의 실마리가 잡히기 시작하면 그런대로 쉽게 치료가 되고 예후도 양호하다.

득신이란 의식 활동이 명료하고 지각과 운동력이 예민한 상태로 색은 밝고 좋아 얼굴색이 화사하다. 그래서 호흡도 평온하며 언어도 명확하다.

이에 비해 정신은 쇠퇴하고 눈이 침침하며, 몸이 야위고 얼굴에 윤기가 없어 까칠하고, 호흡도 불규칙한 것을 실신이라고 한다. 비록 증세가 심하지 않더라도 점점 실신에 가까운 증후들이 나타나는 기미가 보이는 경우에는 대개 예후가 좋지 않다.

실신은 정신상태가 위축되고 지각과 운동력도 아주 둔하다. 눈에 광채가 없으며 어슴푸레하다. 색이 어둡고 얼굴색이 암울하다.

서양에서는 실신을 좀 다르게 정의하고 있다. 환자가 발작하듯 피랗게 되어 불쾌해져 쓰러지는 것으로 생기는 의식장애를 말하며 뇌빈혈과 같은 뜻으로 쓰이고 있다고 정의한다. 주로 급격한 정신적 충격, 감동, 공포, 경악, 일사병, 외상, 타격에 의한 반사적 뇌빈혈 상태로 간주한다.

그러나 한방에서 말하는 실신은 이런 것이 아니다. 발작적, 반사적, 일과성의 의식장애가 아니라 정허(靜虛), 신쇠(神衰), 기절(氣節)의 정, 기, 신 이 세 가지 삼보의 쇠절상태를 말한다.

그래서 한방에서는 실신이 심해지면 신이 혼미해져 정신이 맑지 못하고 혼수까지 온다고 보는 것이다. 헛소리도 하고 허공을 움켜쥐려고도 한다. 즉 허실협착이 되어 완전히 신을 잃고 죽을 수도 있다.

그러나 사람의 목숨이 그렇게 약한 것만은 아니어서 잠시나마 신이 돌아서는 경우도 있다. 다 죽어가던 환자가 갑자기 정신이 맑아지고 식욕이 증진하여 먹어도 먹어도 배부른 줄 모르고 무슨 얘기인지 주절주절 한없이 늘어놓으려 하며 뺨에도 엷으나마 붉은빛이 감돈다. 다시 살아나는 것처럼 병세가 호전되는 것이다. 그러나 이것은 정말로 신을 되찾은 것이 아니고 이미 정, 기, 신은 쇠갈했고 남은 정마저 밖으로 흘리는 상태다. 이것을 가신(假神)이라 한다.

사람이 득신의 형상을 띠고 있으면 정력과 활동력이 뛰어나고 통솔력이 강하며 재운이 있다. 그러나 아무리 건강하더라도 실신의 형상을 띠고 있으면 신경질이 많고 곧잘 잔병에 시달리게 된다.

6. 피부와 내외부의 영향

젊고 아름다운 피부를 유지하고 싶다는 것은 모든 사람의 공통된 바람일 것이다. 그러나 실제로 피부과를 찾는 환자를 보면 아름다워지기 위한 '노력'이 오히려 피부를 손상시키는 경우가 적지 않다는 것이다.

피부를 아름답게 유지하기 위해서는 외면뿐만이 아니라 몸 내면의 손질도 게을리 해서는 안 된다. '피부는 내장의 거울'이라고 일컬어지듯이 위장의 상태가 나쁘거나 간장병 등 내장에 병이 있으면 안색도 나빠지기 쉽고 피부도 거칠어지며, 습진 등 피부 트러블도 눈에 띄게 된다.

게다가 의외로 큰 작용을 하는 것이 스트레스이다. '하룻밤에 머리가 하얗게 되었다'라는 말을 자주 듣는데 원래는 머리카락도 피부의 일부분이다. 스트레스는 기미나 잔주름을 늘어나게 하고 피부를 상하게 하는 큰 원인의 하나이다.

즉, 피부는 내부와 외부에서 영향을 받으므로 몸이 건강하며 과도한 스트레스가 없고 또 바른 피부손질을 할 때 비로소 탄력 있고 건강한 피부를 유지하게 된다.

이를 위해서는 우선 자기 자신이 피부에 대한 바른 지식을 가질 필요가 있다.

7. 아름다운 여성

스킨케어 비즈니스에 종사하면서 항상 느끼는 것은 아름다움 뒤에는 반드시 숨은 노력이 있다는 것이다. 아름다운 피부와 몸매를 갖고 있는 여성들은 그렇게 타고난 것이 아니라 대부분 끊임없이 관리하고 노력함으로써 이루어내는 것을 볼 수 있다.

젊었을 때는 아름답고 날씬했던 여성이 잘 가꾸지 않아서 후줄근해지는 모습을 보면 안타깝기 짝이 없고, 평소 눈에 띄는 미모와 각선미는 없었지만 꾸준히 가꿔온 여성이 중년을 넘어 우아한 매력을 풍기는 모습을 보면 같은 여자로서도 부럽고 존경스럽다.

그런 사람들은 외모를 가꾸는 일뿐 아니라 다른 일에도 적극적이며 항상 열심히 사는 모습을 보여준다. 바빠서, 혹은 돈이 없어서 스킨케어를 못 받는다거나 운동을 못 한다는 사람이 많은데 이런 여성들 앞에서는 한갓 변명에 지나지 않음을 알 수 있다.

스킨케어를 받으러 오는 사람들의 대다수는 보통 생각하는 것처럼 시간도 많고 돈도 많은 유한 주부들이 아니다. 모두들 직장이나 비즈니스에서 하루 종일 바쁘게 일하다가 1~2주일에 한번씩 어렵게 짬을 내서 찾아오곤 한다. 스킨케어 영업시간을 밤까지 늘이고 토요일에도 문을 여는 이유는 그런 바쁜 여성들 때문이다.

이런 사람들은 두어 시간 마사지를 받으면서 그동안 쌓인 피로도 풀고 화장으로 지친 피부도 쉬게 해주어 활력을 되찾는다며 "스킨케어는 사치가 아니라 바디 메인트넌스"라고 주장한다. 사실 나이 들어 성형수술로 리프트를 하거나 주름 제거수술을 하는 것보다 평소 케어를 잘함으로써 자연스런 미를 간직하는 것이 돈도 덜 들고 덜 아프지 않겠는가?

노출의 계절이 다가오고 있다. 여름이 되면 여자들은 미용에 한층 더 신경 써야 한다. 뜨거운 태양빛에 피부가 상하지 않도록 조심해야 하고 드러나는 부위의 체모를 깎아주어야 하며 땀이 많이 분비되므로 화장도 꼼꼼히 해야 한다.

또한 몸매를 많이 드러내는 계절이므로 다이어트에도 신경 써야 한다. 기계 마사지로 지방을 분해하여 살을 빼는 '엔젤 테라피(Angel Therapy)'를 받으러 찾아오는 여성들도 늘고 있지만 중요한 것은 평소의 꾸준한 미용관리와 식이요법 및 운동이다.

8. 피부와 노화

주름이 생기는 내부의 원인은 피부 혈액순환 장애와 불균형적인 영양상태, 유전적인 체질 등을 들 수 있다. 외부적인 원인으로는 햇볕이나 한랭 등에 장기간 노출되는 기후 풍토적인 요인과 부적당한 화장품을 사용하는 경우, 개개인의 직업 및 환경 등이 있다.

주름은 피부 수분량의 감소 때문에 생기는 가성 주름과 피부 진피에 있는 탄력 섬유의 퇴화나 위축 또는 양적인 감소로 인해 생기는 진성 주름, 그리고 여러 가지 원인에 의해 부분적인 피하지방의 쇠퇴로 생기는 일시적인 주름 등으로 나뉘어진다. 피부 구조로 볼 때 노화된 피부는 표피가 얇고 건조하며 표피세포의 분열이 떨어져 있다. 또한, 피부 표면에 기름기와 땀의 분비가 떨어져 피부는 건조하고 거칠어진다.

표피층에 나타나는 주름의 원인은 각질층의 건조 때문이므로, 피부에 수분을 공급하고 각질 세포를 적절히 벗겨내는 탈피 작업 및 청결 유지를 하면 원래대로 회복시킬 수 있다. 이러한 주름을 가성 주름이라 하며, 이것이 피부 관리의 핵심이 되고 있다.

피부 안쪽인 진피에서는 탄력 섬유(elastic fiber)와 교원 섬유(collagen fiber)의 퇴행성 변화 및 양적인 감소로 피부 진피의 두께가 얇아지고 탄력이 감소되는 현상이 일어난다. 그 결과 피부가 늘어지고 탄력이 약화된다. 진피 노화에 따른 주름을 진성 주름이라고 하는데, 이를 회복시키는 방법은 현재까지 없으므로 무엇보다도 예방이 중요하다. 필요에 따라 부분별 보톡스 주사를 놓거나 수술로서 일시적인 교정을 할 수 있으나, 노화된 피부에 무리를 줌으로써 재수술이나 얼굴 모양의 변형 등을 가져올 수 있으므로 주의해야 한다.

주름은 개인에 따라 차이가 있지만 대개 25세 때에 이마부터 눈 밑을 시작으로 생겨나고, 30세 때에는 눈꼬리 주위에 부채꼴 모양으로 생기고, 35세 때에는 귀의 앞부분 등으로 점점 퍼지게 된다. 눈꺼풀은 피부가 얇고 기름샘이 없어서 건조하기 쉽고 진피의 탄력 섬유 또는 그 수가 적어 잔주름이 가장 잘 나타나므로 아이크림을 사용하는 것이 좋다. 주름이 나이에 비해 일찍 생겼다면 피부의 유분 부족에 의하거나, 전문적인 지식 없이 자주 팩을 해줌으로써 생긴 피부의 건조 등을 원인으로 생각할 수 있다. 또한, 어린 나이에 주름이 생긴 경우에는 피부 질환 등을 문제 삼을 수 있으므로 피부과 전문의와 상담이 필요하다.

주름은 표정에 따라 나타나게 되는데, 표정은 얼굴의 근육에 의하여 만들어진다. 도, 주름의 형태에 따라 그 사람의 인상을 결정짓게 되므로, 늘 표정에 관심을 가져야 한다. 가능하면 주름이 생기지 않게 편안한 마음을 갖도록 노력하고, 햇볕을 피하는 것과 피부에 도움이 되는 고른 영양섭취, 규칙적인 피부 관리 가 요청된다.

9. 일조량과 피부미용

어린 아기의 피부는 핑크빛으로 탄력이 있으며 윤기가 난다. 그러나 나이가 들면서 피부색도 변하고 탄력도 없어지게 된다. 피부미용이나 피부 관리를 하면 노화의 속도를 어느 정도 늦출 수 있다. 그러나 피부의 노화를 완전히 막을 수는 없다. 그리고 나이가 들면서 개인차는 있어도 잔주름이 차차 눈에 띄는 주름으로 변해 마침내는 아래로 쳐지게 된다. 피부는 다른 어느 기관보다도 빨리 그리고 예민하게 노화현상을 나타내며 또한 가장 감추기 어려운 부위이다.

나이가 들어감에 따라 ① 피부 섬유가 느슨해져 푸석푸석해진다. ② 피부의 탄력이 떨어져 주름이 생긴다. ③ 검버섯, 노인성 반점과 같은 색소 침착이 일어난다. ④ 윤기가 감소한다. ⑤ 표면 온도가 저하한다. ⑥ 피부병에 걸리기 쉬워진다 등은 피부의 노화현상을 표현하는 말이다.

피부 노화의 원인으로는 부적당한 영양섭취, 급격한 체중감소, 질병 후의 내분비 활동의 둔화, 스트레스, 호르몬 이상, 유전성 요인 등을 들 수 있다. 단, 마음이나 신체 상태, 체질, 피부 손질에 따라서 같은 나이라도 젊음이 넘치는 피부를 가진 사람이 있고, 나이보다 주름이 심하게 져 있는 사람도 있다.

피부를 노화시키는 또 하나의 큰 원인으로 태양광선을 들 수 있다. 태양광선이 비타민 D를 합성시키는 역할을 하는 건 사실이다. 하지만 일조시간이 긴 기후 조건에서는 일부러 피부를 태울 필요가 없다. 다갈색으로 태운 피부는 매력적으로 보이지만 피부 건강에는 해롭다.

일광욕을 좋아하는 서구인들은 40대만 넘으면 주름이 쪼글쪼글하게 생기고, 피부암의 발생률이 높다. 그 이유 중의 하나가 과도한 일광욕이다.

10. 피부의 종류

피부 손질은 피부가 건조한가, 기름기가 있는가 등 그 사람의 피부 타입에 따라 달라진다. 건성인 사람이 지성인 사람과 같은 손질을 하면 피부를 거칠게 하여 잔주름을 만들게 된다.

(1) 지성(脂性) 피부

젊은 사람에게 많고 피지의 분비량도 많은 타입이다. 피부 손질을 게을리 하면 여드름이 생기기 쉽고, 코 옆이나 코 밑 부분에 검은 구멍이 보인다. 일반적으로 피부가 곱지 않고 털구멍이 눈에 띄며 화장 한 시간이 지속되면 얼굴 전체가 번들번들 빛나 화장이 지워지기 쉬운 타입이다. 지분(脂分)의 분비가 왕성하므로 머리에도 기름기가 있고 등까지 여드름이 생기는 경우도 있다.

(2) 건성(乾性) 피부

25세 이후의 여성에게 가장 많은 타입이다.

피부 결은 비교적 곱지만 피지나 수분의 분비가 적으므로 피부가 거칠어지기도 하고, 세안 후 아무 것도 바르지 않으면 피부가 당기는 사람도 이 타입이다. 머리도 까칠하고 윤기가 없는 경우가 많으므로 잔주름 대책을 잘 세울 필요가 있다.

(3) 중성 피부

피부 결도 곱고 트러블도 잘 일어나지 않는 이상적인 피부질이다. 윤기가 있고 화장도 잘 받으며, 잘 지워지지도 않는다. 단, 여름에는 기름기가 있고 겨울에는 까칠한 등 계절에 따라 다소의 변화가 있다.

이외에 부분적으로 지성과 건성이 혼합된 복합성 타입도 있다.

제 2 장 피부 관리

1. 봄철 피부 관리

봄이 되면 기온이 변하므로 피부에 산소와 영양을 공급하는 혈액순환이 둔화되고 피부의 신진대사 주기도 늦어진다. 피부의 당김과 입 주변의 건조함이 잦아지게 되므로 피지막을 손상시키지 않는 범위 내에서 부드럽게 세안을 하고 습기가 완전히 마르기 전에 재빨리 스킨로션을 바른 뒤 영양크림을 쓰는 것이 좋다. 마른 얼굴 그대로는 두지 않는 것이 알레르기성 스킨으로 변하는 것을 막는 셈이다. 화장을 하지 않으면 쉽게 맨손으로 얼굴을 문지르는 경향이 있는데 이것이 노화현상을 일으키는 가장 큰 원인의 하나이다.

특히 봄이 되면 눈 주변이 가렵고 재치기를 많이 하는 알레르기성 체질을 가진 분들을 보게 된다. 눈 주위의 피부는 얼굴에서 가장 얇은 부분이면서 피지선이 없는 부분이므로 건조해지기 쉬운 부분이다. 또한 눈 화장으로 외부자극을 많이 받는 곳이기도 하고 스스로 회복하는 능력이 떨어지는 곳이므로 전문가의 의견을 들어 적절한 아이크림을 선택하여 발라주고 일주일에 한두 번 정도는 눈 주위 혈행을 자극하는 지압 또는 경락마사지로 관리해주는 것이 좋다.

건조한 외부공기에 수분을 빼앗겨 버린 각질층이 들뜨게 되고 이마나 볼 등에 잔주름이 잡히는데 이미 이러한 현상이 일어난 분들은 피부의 트러블을 막기 위해선 따뜻한 물에 자극이 없는 딥 클렌징(Deep Cleansing)으로 노화된 각질을 떼어낸 다음 영양크림과 엣센스를 섞어서 팩을 15~20분 정도 해주는 것이 좋다. 또는 보습용 크림을 얼굴 전체에 펴 바르고 비닐 랩을 씌운 뒤 스팀타월을 얹어주면 흡수되는 효과가 훨씬 높아진다.

이제 화창한 날씨가 계속 될 터인데 온 몸이 건조해지는 것을 막기 위해 샤워 후에는 꼭 바디로션을 발라주는 것이 좋다. 얼굴만 화장을 하는 것이 아니라 머리카락에서 발끝까지 관리해주는 것이 건조한 날씨에 잘 적응할 수 있는 건강한 피부 관리법이라 할 수 있다.

2. 기내에서의 피부 관리

해외여행을 자주 하는 사람은 비행기 안에서 피부가 더 빨리 건조해지고 피로해지는 것을 느낀다. 그것은 당연한 것이 비행기 안은 기압이 매우 높을뿐더러 기내의 습도가 15% 정도로 매우 낮기 때문이다. 보통 우리가 가장 쾌적하게 느끼는 습도가 30~40%인 것을 생각하면 기내는 매우 건조한 편이다.

특히 한국이나 유럽을 방문할 경우 비행시간이 길므로 피부가 몹시 지치게 되고 오랜 시간 의자에 앉아 있는 관계로 혈액순환이 잘 되지 않아 발과 다리가 붓는 현상도 나타난다.

짧은 시간 비행기를 탈 때는 피부에 미네랄워터 스프레이를 뿌려 수분을 공급해주는 것으로 충분하지만 10시간 이상 타게 되면 아예 지상에서처럼 피부 관리를 잘 해주어야 한다.

우선 깨끗하게 클렌징 한다. 장시간 화장한 채로 있으면 여드름이나 뾰루지가 발생할 수 있기 때문. 이럴 때 클렌징 티슈를 사용하면 번거롭지 않고 간단하게 화장을 지울 수 있다.

클렌징 후에는 스킨과 로션을 바르고 보습 에센스와 크림으로 피부에 수분을 충분히 공급해 수분 증발을 막아준다. 특히 건조한 볼 부위 등에는 보습 크림까지 발라 주는 것이 좋다. 이것은 지성 피부도 마찬가지다.

기내에서는 화장을 가급적 안하는 것이 좋지만 꼭 해야 할 경우에는 파우더나 트윈케이크는 피하고 파운데이션만 쓰는 것이 피부 건조를 막는데 효과적이다.

이 외에도 수시로 워터 스프레이(Water Spray)를 뿌리거나 보습제를 덧발라 주고, 물을 자주 마셔 수분을 보충해 준다. 커피나 홍차, 탄산음료 등은 오히려 수분을 잃게 하므로 피하는 것이 좋다.

한편 원활한 혈액순환을 위해 일정한 간격을 두고 계속 움직인다. 복장은 조이지 않는 편안한 옷을 입고, 수시로 다리를 움직이고 발을 돌려주면서 스트레칭을 한다.

또한 과식하거나 소다, 맥주 등 가스를 많이 생성하는 음료를 섭취하면 위장에 부담을 줄 수 있다. 특히 기내에서 술을 마시면 빨리 취하므로 과음은 피하는 것이 좋다.

3. 사무실에서의 피부 관리

건조한 지방에서는 겨울에 비라도 좀 와야 피부에 도움이 될 텐데 유난히 비도 내리지 않는 해가 있다.

그러나 비가 오건 안 오건 하루의 많은 시간을 난방이나 에어컨 시설이 되어 있는 실내에서 보내는 여성들은 건조한 공기로 인해 피부가 쉬 늙고 지치기 쉽다.

이럴 때 피부의 수분 증발을 막는 최대한의 방법은 물을 자주 많이 마시고 수시로 미네랄워터를 뿌려주는 것이다. 어떤 사람은 뿌리고 나서 건조하는 동안 당기는 느낌 때문에 피부가 더 건조해진다고 걱정하기도 하는데 미네랄워터의 미세한 입자는 피부에 수분을 공급해 주어 메이크업을 한 피부 위에 바로 뿌려도 메이크업이 흐트러지거나 얼룩지지 않으며 청량감을 준다.

대신 너무 자주 뿌리지 말고 점심시간 후 화장을 고칠 때 기름종이로 피지를 닦아내고 그 위에 미네랄워터를 뿌려 주면 수분이 공급되어 화장의 밀착력이 높아진다.

사무실이 심하게 건조할 경우 수건에 물을 적셔서 걸어 놓거나 분무기에 물을 담아 사무실 바닥이나 벽 등에 분사를 해 두어도 좋다.

한편 사무실에서 근무하면 햇빛에 노출될 염려가 없다고 생각하여 자외선 차단제를 소홀히 하는 경우가 많은데, 사무실의 조명도 피부를 칙칙하게 만들거나 잡티를 유발하므로 매일 아침 화장 시 자외선 차단제를 꼭 발라주도록 한다.

또 하나 주의할 것은 청결유지. 먼지가 보이지 않는 사무실이라고 해도 미세한 먼지가 피부를 자극할 수 있으므로 유의해야 한다. 출근 후 오전 10시나 11시쯤 화장품의 오일 성분과 피지 분비로 인해 메이크업이 흐트러지기 시작하는데 이때 사무실의 미세한 먼지 입자가 피부에 부착되어 뾰루지 등의 피부 트러블을 일으킬 수 있다. 따라서 먼지 묻은 더러운 손으로 피부를 만지지 않도록 하고 기름종이를 사용해 유분감을 조절하며 손을 자주 씻는 버릇도 깨끗한 피부를 위한 중요한 관리법이다.

겨울철에는 입술이 건조해지고 갈라져 고민하는 사람도 많다. 립스틱을 발라도 윤기가 없고 메마른 입술에 껍질이 벗겨지는 등 트러블이 생기는데 이럴 때는 립글로스를 사용하면 반짝거림 이상으로 입술을 보호해 주는데 큰 역할을 한다.

4. 상한 피부

스킨케어를 하면서 가장 안타까운 일은 상한 피부를 대하는 일이다. 원래의 아름답고 깨끗한 피부를 되찾아 주기 위해 최대한 노력하지만 어떤 경우는 회복이 힘들 때도 있다.

피부가 상하는 이유는 여러 가지가 있지만 요즘은 필링, 여드름, 영구화장 지우기, 화장품 알레르기 등의 관리를 잘 못해 찾아오는 사람들이 많다.

필링의 경우 피부가 벗겨지고 난 후 관리를 잘 못하면 전보다 오히려 더 나빠진다. 케미컬 필링이나 크리스털 필링, 화장품으로 하는 필 등 모두 햇빛노출에 극도로 조심해야 하는데 상처가 아물지도 않은 상태에서 손으로 문질러 벗기거나 자외선 차단제를 바르지도 않고 다니게 되면 기미가 피부 깊이 침착돼 더 이상 벗길 수도 없게 되는 것이다.

크리스털 필링을 한 경우 시술자들이 보호팩을 해주고 피부가 깨끗하게 재생되도록 주의사항을 잘 알려줘야 한다. 그런데 벗기기만 하고 뒤처리를 잘 안하면 얼굴이 번들거리면서 바짝 당기다가 굵은 주름이 더 깊어지는 사람들을 볼 수 있다. 화장품 필링은 잘 쓰면 효과가 좋지만 그 화장품의 기능과 사용법을 잘 알아야 한다. 잘 못하거나 자기 생각대로 하면 매우 나쁜 결과를 가져오므로 아주 주의해야 한다. 필링으로 생긴 기미는 없애기가 매우 어렵다. 치료방법은 크리스털 필링을 하면서 비타민 C와 산소를 투입하는 것인데 그래도 70~80% 밖에는 회복되지 않는다.

여드름을 잘 못 짜서 흉터가 생기거나 피부가 새까맣게 되어서 찾아오는 사람들도 있다. 여드름 치료는 가능한 스킨케어나 피부 전문가를 찾는 것이 좋다. 집에서 손으로 짤 경우 피부보호막까지 손상되어 오랫동안 검어지기 때문이다.

영구화장이나 문신을 지우다가 피부의 피하조직 층까지 너무 깊이 건드려 살이 밖으로 솟아오른 사람들도 적지 않다. 영구화장은 반드시 피부과에서 전문의들이 쓰는 얼빔레이저로 지워야 하는데 스킨케어 업소에서 점 빼는 기계로 지우다가 그렇게 된 것이다. 이럴 때는 걷어내도 또 튀어나오거나 움푹 패기 때문에 흉터를 가리도록 그 자리에 영구화장을 잘 하는 수밖에 치료방법이 없다.

이외에도 자기도 모르는 향 알레르기가 있는 사람은 향이 강한 화장품을 사용했다가 맞지 않아 땀띠 나듯 피부가 돋아나는 사람도 있고, 자외선 차단제를 너무 자주 두껍게 발라 피부가 쉬지 못하다가 어느 날 한꺼번에 확 돋아버려 피부가 상하는 사람도 있다.

5. 피부 관리와 수면

충분한 수면

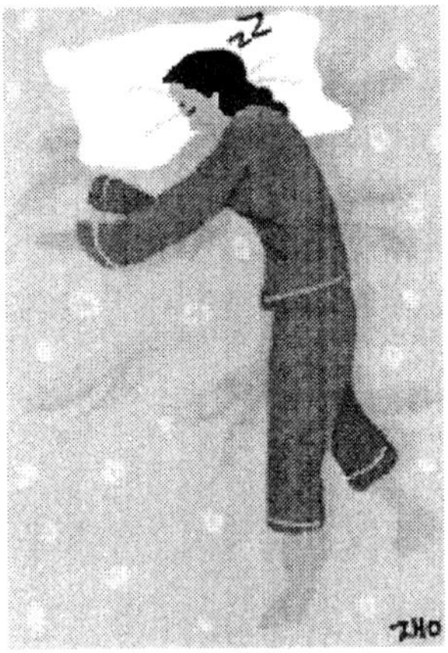

외부에 나타나는 피부의 상태는 몸의 컨디션에 따라 크게 달라진다. 다이어트, 과로나 변비, 설사 등도 피부를 자극하여 약하게 만든다.

특히 수면 부족은 즉각적으로 피부에 영향을 미친다. 충분한 수면을 취하지 않으면 지성 피부인 사람은 더욱 지성이 되고 건성 피부인 사람은 더욱 까칠해져 건조해진다.

그러므로 지성 피부인 사람은 여드름이 생기기 쉬워지고, 건성 피부인 사람은 잔주름이 눈에 띄게 나타난다.

이런 피부의 변화는 자율신경의 작용이 수면 부족에 의해 저하되기 때문에 일어난다. 땀의 분비나 혈액의 흐름은 자율신경에 의해 조절되고 있는데, 그 조절이 잘 되지 않으면 환경에 몸을 순응시킬 수 없게 된다.

항상 수면 부족이 반복되면 피부의 노화가 촉진되고 여드름 때문에 피부도 지저분하게 된다. 역시 평소에 규칙적인 수면을 취하여 몸의 컨디션을 정비해 두는 것이 피부 관리를 위해 절대적인 것이다.

6. 피부에 옷을 입히자.

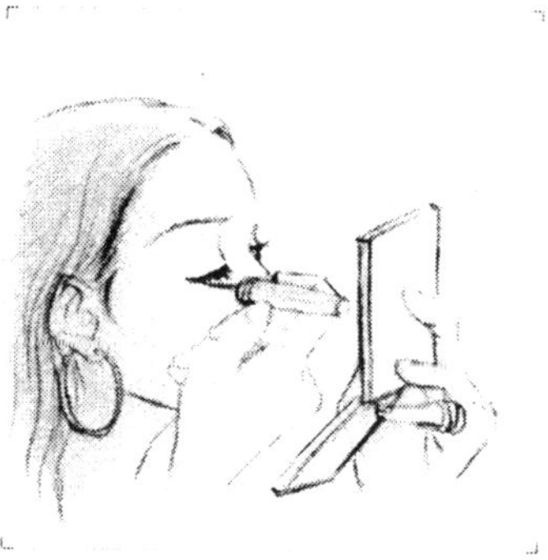

사람들은 태양 빛이 따갑고 건조한 여름날씨나, 찬바람이 매서운 겨울날씨가 피부에 가장 나쁠 것이라고 생각한다. 그러나 사실은 그렇지 않다.

피부가 가장 싫어하는 날씨는 환절기 날씨. 특히 연중 2~3월이면 아침저녁 변덕 심한 기온 차, 찬바람과 건조한 공기, 강해지기 시작한 자외선이 삼박자를 이루어 피부를 괴롭히고 트러블을 일으킨다.

대부분의 여성들이 봄철에 기미, 주근깨, 잡티가 두드러지는 이유가 바로 겨울동안 자외선에 대해 저항력이 약해진 피부가 햇볕에 노출되면서 민감하게 보이는 현상인 것이다.

따라서 이때 피부손질을 잘 하지 않으면 피부가 치명적인 손상을 입게 된다.

얼굴은 우리의 신체 중에서 거의 유일하게 옷을 입지 않는 곳이다. 그러므로 맨 얼굴로 나다니는 것은 아무런 보호막 없이 옷을 벗고 돌아다니는 것과 다를 바 없다.

화장을 하는 것은 얼굴에 옷을 입히는 것으로 보면 된다. 세안 후에 로션 하나만 바르고 끝내는 것은 속옷 하나만 걸치고 다니는 것이라고 봐도 좋겠다.

또 얼굴에 화장을 하지 않으면 자신도 모르게 더러운 손으로 함부로 얼굴을 만지는 등 피부에 신경을 쓰지 않게 되므로 악순환이 계속되기 쉽다.

반면 모든 기초화장을 꼼꼼히 하고 파운데이션 메이크업까지 한다면 정장 차림으로 외출하는 것에 비유할 수 있다.

현대는 '나이가 먹으면 당연히 늙는 거지'라고 말하면 안 되는 시대다. 나이에 관계없이 모두 젊게 살기 위해 많은 노력을 기울이고 있다.

또한 요즘처럼 의학과 기술, 각종 미용제품이 발달한 시대에는 조금만 신경을 써도 큰 돈 들이기 않더라도 얼마든지 아름다워질 수 있는 것이다. 거칠어진 피부, 환절기 탓으로만 돌리지 말고 부지런히 손질해 윤기 나는 피부로 가꾸자.

집에서 손쉽게 할 수 있는 스킨케어는 깨끗한 세안과 기초화장, 세수할 때는 손으로 얼굴을 문지르지 말고 클렌징 비누로 거품을 충분히 내어 부드럽게 닦아준다. 일주일에 한두 번은 콜드크림 마사지를 해주거나 부드러운 스크럽제를 사용해 각질을 제거해 주고 보습효과가 있는 팩을 사용하도록 한다. 기초화장은 알코올 성분이 함유되지 않은 토닝 로션과 모이스처 라이저를 바르고 충분한 영양크림으로 마무리해준다.

7. 남자 피부

남성의 피부 관리

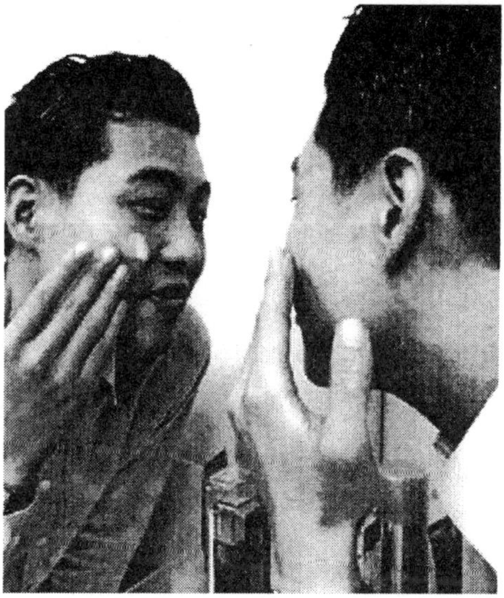

여자들은 보통 남자의 피부가 두껍고 강하다고 생각한다. 물론 여성의 피부가 더 예민하고 부드러운 것은 사실이지만 피부라는 점에서 남녀간에 근본적으로 다른 것은 없다. 오히려 남자 피부는 피지 분비가 많은 것에 비해 수분이 부족하기 때문에 더 건조하고 푸석해지기 쉬운 편이다.

따라서 남자들도 건강미 넘치는 피부를 원한다면 여자들처럼 스킨케어를 잘 하는 것이 좋다. 실제로 요즘엔 여성 못지 않게 피부 관리에 신경 쓰는 남자들이 많다.

화장품 회사마다 남자 화장품의 종류가 크게 늘어난 것만 보아도 이러한 추세를 읽을 수 있다.

이제는 남자들도 여자친구, 애인, 아내와 함께 피부 관리를 하는 시대.

남자들의 스킨케어 ABC를 소개하면 다음과 같다.

남자의 피부 관리도 기본적으로는 여자와 똑같다. 다만 한 가지 다른 것은 매일 면도를 해야 한다는 것. 그런데 면도하기 전에 각질제거를 해주면 훨씬 면도가 깔끔하게 된다. 남성용 스크럽으로 각질을 제거한 후 수염 난 반대 방향으로 쉐이브 크림이나 폼, 젤을 발라주고 면도한다.

면도 후 피부는 보호막도 없어지고 건조해진 상태. 따라서 피부를 진정시키고 촉촉한 모이스춰 라이저를 발라 수분을 보충해 준다.

여성과 마찬가지로 남성의 피부도 오염물질과 자외선, 스트레스와 술, 담배 등으로 인해 피부 노화가 빨리 온다. 좀더 적극적으로 피부를 관리하고 싶은 남성은 노화방지 세럼이나 아이크림 등을 아침저녁으로 사용해준다. 피부가 거칠어지는 겨울철이나, 골프를 치는 등 자외선에 장시간 노출된 후에는 강력 보습제품을 발라주면 효과적이다. 또한 밖으로 나가기 전 자외선 차단을 위해 선블럭 크림을 발라주어야 함은 물론이다.

평소 각질을 제거하고 과잉 피지분비를 조절하여 모공이 막히지 않게 해주면 여드름이나 뾰루지가 발생하는 일도 줄어든다. 시중에 나와 있는 많은 스크럽제들은 이러한 기능을 모두 갖추고 있으므로 정기적으로 사용하면 오랫동안 쌓인 피부 표면의 더러움도 말끔하게 없앨 수 있다.

이외에도 가끔씩 스팀 타월로 모공을 열어주고 노폐물을 제거한 다음 마스크 팩으로 영양을 공급해 주면 몰라보게 젊어진 피부로 가꿀 수 있다. 피부 깊숙이 수분이 공급되어 피로가 풀리고 기분마저 상쾌해질 것이다.

중요한 것은 술, 담배를 하지 않고 충분한 수면을 취하며, 규칙적으로 식사하는 생활이 기본으로 뒷받침되어야 한다는 것. 아무리 얼굴 위에 좋은 화장품을 많이 발라도 속으로 먼저 늙는다면 도리가 없기 때문이다.

8. 피부 이상 노리는 자외선

건강상식 가운데 하나가 자외선차단 크림은 여름에 피서지나 야외수영장에서만 바른다는 것이다. 그러나 따스하게 만 느껴지는 봄볕은 우리의 피부를 노린다.

햇볕의 자외선은 3월에 증가하기 시작해 5~6월에 최고조에 달한다. 자외신이 겨울보다 강해지고 야외활동이 잦아지는 봄은 일광화상, 색소침착(기미, 주근깨 등), 검버섯, 주름 등 피부노화가 심화되기 시운 계절이다.

프랑스 로레알 연구소가 서울과 파리의 자외선 양을 조사한 결과에 따르면 서울 시민이 파리 시민보다 자외신을 더 많이 받고 있었다.

또 프랑스인에 비해 일본인이 받는 자외선 양은 2배, 중국인은 2.6배, 태국인은 5.5배에 달해 아시아권 국민이 자외선을 더 많이 받는 것으로 나타났다. 이는 도쿄 베이징, 방콕 등 여행 시 반드시 자외선 차단 크림을 발라야 하는 근거가 된다.

자외선은 그늘이나 양산 아래 있더라도 피부에 영향을 준다. 흐린 날도 맑은 날의 70~80% 자외선이 지표면에 도달된다. 자동차 유리나 집안 유리도 자외선을 효과적으로 차단하지 못한다. 보통 자동차 유리는 자외선 B를 약 10% 통과시키며 자외선 A는 거의 걸러내지 못한다.

자외선 B에 대해선 우리 몸에 자연 방어 체계가 있다. 표피와 멜라닌이다. 피부에 자외선 B가 닿으면 멜라닌이 생성되고 표피가 두꺼워진다. 그러나 자외선 A에 대해서는 속수무책이다.

옷으로 잘 가리고 있다고 안심해서도 안 된다. 합성섬유는 대부분의 자외선을 통과시키며 면 티셔츠 등 자연섬유도 자외선을 70%밖에 차단하지 못한다. 물에 젖은 상태에선 자외선 차단율 30%로 떨어진다.

자외선으로부터 피부를 보호하려면 햇볕이 하루 중 가장 강렬한 오전10시~오후3시 사이 외출을 삼가는 것이 좋다. 오후 4시가 되면 정오께 자외선 양의 25% 수준으로 낮아진다. 자외선 A, B를 모두 막아주는 자외선차단 크림을 바르는 것도 잊지 말아야 한다.

자외선 크림은 넉넉하게 발라줘야 하고 물 속에 들어갈 때는 자외선차단 성분이 들어 있는 방수크림을 써야 한다.

특히 눈가, 목 주변, 가슴부위를 잘 바르는 것이 중요하다.

이 부위는 얼굴 피부보다 얇고 지방성분이 없어 자외선이나 건조에 취약하기 때문이다. 입술에도 자외선차단 크림이 든 립스틱을 바르는 것이 좋다.

부모들은 자녀를 자외선으로부터 차단하는데 더 많은 관심을 기울여야 한다.

로레알 연구소 프티 카마티 브리짓 박사는 "어린이가 표피가 얇고 멜라닌 색소 수가 적으며 아포그린샘, 피지선의 활동이 적은데도 야외활동은 많이 한다"며 "아이들은 양지에서 놀 때는 반드시 모자를 씌우고 자외선을 차단하는 데님 소재의 옷을 입힐 것"을 권했다.

일생 햇볕에 노출되는 전체 시간의 50~80%가 18세 이전에 이뤄진다. 실제로 햇볕에 의한 피부손상 환자 10명 중 8~9명은 어린이와 청소년이다. 20세 이전에 햇볕에 의한 화상을 자주 입는 경우 피부암에 걸릴 위험이 두 배나 높아진다는 연구 결과도 있다.

<자외선의 종류와 특성>

종 류	파장(nm)	특 성
자외선A	320~400	피부의 색소침착 유도, 주근깨. 기미를 유발하거나 악화, 광과민성 피부질환 유발
자외선B	280~320	피부의 붉은 점 유발, 햇볕 화상의 주범, 피부노화. 피부암 발생 관여

9. 나이와 피부 관리

피부 관리 전문가들은 여성들이 인체 변화 과정을 잘 이해하고 적절히 대처하면 건강과 아름다움을 오래 간직할 수 있다고 말한다.

힘든 일과 함께 수년간 햇볕을 많이 쬔다면 피부는 약 10~12년의 노쇠현상이 오며 반대로 세심한 피부 관리를 한다면 그것을 삭감할 수 있을 것이다. 그럼 연령층에 따른 신체변화와 젊음을 간직하는 방법을 보자.

20대에는 신체적, 정신적으로 최고의 능력을 발휘하는 시기이다. 또한 호르몬 분비가 많은 시기이고 피지선이나 땀샘의 활동이 10대보다 더 활발한 시기다. 여드름이나 기름기 있는 피부가 이때까지 지속될 수도 있고 호르몬 분비가 정상으로 회복되고 피부가 덜 민감해지면 없어질 수도 있다. 그러나 여드름이 처음으로 나타날 수도 있다.

전반적으로 건강이 좋은 때이지만 생식기 계통의 질병이나 요도 감염이 시작되는 때이기도 하다. 카페인 섭취를 줄이고 비타민 E를 매일 섭취하는 것이 유방의 낭종 방지를 위해 좋다.

30대 내지 40대에는 가장 활력을 요구하는 때다. 햇볕에 노출되고 매일매일 근육 움직임에 의해 대체로 눈 주위나 눈꺼풀에 잔주름이 생기고, 햇볕에 쬔 뒤의 기미, 시력과 청력의 약화 등 노화가 시작된다. 후반에는 칼슘 부족으로 인한 뼈의 약화가 일어나고 근육경련, 요통 등 스트레스로 인한 질병 등이 흔히 일어난다. 뼈가 약해지지 않도록 칼슘을 보충하고 규칙적인 운동을 해야 하며 30대 후반부터는 정기적으로 유방검사를 받는 것이 좋다. 피지선의 수축으로 피부가 건조해지고 탄력을 잃으며 머리가 희끗희끗 세고 잇몸과 이가 약해지고 체내의 지방분 해체계가 변화함으로써 허리와 엉덩이가 굵어진다.

호르몬의 변화로 월경이 불규칙해지며 노화와 삶에 대한 허탈감으로 우울증에 빠지기 쉽다. 또한 피부가 약해지는 것은 남성보다 여성이 더 빠르며 피부는 쳐지고 주름이 생기며 피부에 색소가 형성된다. 이럴 때일수록 활기찬 생활을 해야 하며 취미생활을 시작해 보는 것도 좋다.

50세가 넘으면 피부는 부드러움과 탄력성을 잃고 주름살이 늘어나며 흰머리도 많아진다. 신체 연결조직에 콜라겐이 부족해져 팔 다리가 쭉 펴기가 어려워지며 감각이 둔해진다. 이것은 에스트로겐(Estrogen)이라는 피부 보호 호르몬의 생산이 줄어들기 때문이다. 비만 등의 여성은 당뇨병의 위험이 나타날 수도 있다. 만일 오랫동안 햇빛에 노출됐다면 기미가 생길 수 있으니 가급적 햇빛이 강할 때에는 외출을 삼가는 것도 미용에 도움을 줄 것이다. 지방이 적고 칼슘이 많은 음식을 섭취할 필요가 있다.

10. 피부도 휴식이 필요하다.

사람은 체내의 기능이나 외부의 생활조건을 바로 유지한다면 반드시 아름다워지며 매력을 유지시키는 원동력이 될 것이다. 화장을 해서 충분한 컨트롤컬러를 얼굴에 바르고 흰 분을 발라도 근본적인 원인을 제거하지는 못할 것이다. 사람은 싫든 좋든 매일매일 늙어가는 것이다. 그러나 오래도록 젊고 아름답고 싶다는 것은 모든 사람 특히 여성의 최대 소원이고 권리임과 동시에 의무일 것이다.

원래 화장품이라는 것은 올바르게 사용하면 피부가 아름다워지기 위한 필요한 조건을 만족시켜 주는 것이다. 피부는 언제나 깨끗하게 그리고 적당한 습기와 지방분을 주어 피부를 산성으로 유지시켜 준다. 아름다운 피부를 만드는 것은 화장품에만 있는 것이 아니라 피부를 적당히 부드럽게 다루고 자극을 주어 마사지를 하고 습열을 주는 것 등은 피부의 필요조건이다.

가령 체내의 수분 부족을 야기 시키거나 혈액 속의 노폐물을 깨끗이 제거하지 못해 탁한 혈액으로 만들거나 소화 흡수된 지방분을 에너지로 바꿀 수 없을 때는 온갖 문제를 야기시킨다. 수분이 부족하면 잔주름이 생기고 거친 피부가 되며, 지방분이 이상 분비되면 지방성 피부나 뾰루지가 생기는 원인이 된다. 성호르몬의 불균형은 기미를 만들게 하는 등 내부에서 오는 고장에 대해서는 아무리 미안술을 시도한다 해도 그때 뿐으로써 효과는 없을 것이다. 이것은 내부의 고장을 깨닫지 못한 때문이다. 여성들이 피부를 윤기 있게 한다고 유성화장품을 바르고 짙은 화장을 하는데 이 같은 화장법은 피부의 숨구멍을 막아 피부 신진대사를 둔화시켜 더욱 거칠어지게 할 뿐이다. 화장을 얇게 하고 가능한 습기가 있는 실내에서 피부를 휴식하도록 하자.

11. 스킨케어를 받으면

"스킨케어는 왜 받나요? 스킨케어가 꼭 필요한가요? 거기 가면 뭘 해주죠?"

요 몇 년 새 스킨케어 전문 업소들이 부쩍 늘면서 이렇게 묻는 여성들이 많다.

스킨케어는 글자 그대로 '피부 관리'다. 평소 메인트넌스를 잘 해준 자동차는 큰 문제없이 오래 사용할 수 있는 것처럼 피부도 꾸준히 가꿔 놓으면 주름과 검버섯이 훨씬 덜 생기고 오래도록 탄력을 유지할 수 있다.

스킨케어의 기본 단계는 ① 클렌징 ② 마사지 ③ 영양투입 ④ 팩의 순으로 이루어진다. 자세히 설명하면 우선 피부를 깨끗이 닦아낸 후, 스팀으로 모공을 열고 '핸들링'을 집중적으로 해준다. 핸들링이란 마사지와는 조금 다른 손놀림을 말하는데 손끝으로 피부 결을 따라 경락과 경혈을 풀어줌으로써 혈액순환을 활발하게 하는 것이다. 이렇게 하면 잔주름이 펴지고 탄력이 배가되면서 기미가 착색되지 않게 흩어진다. 핸들링 후에는 각 피부 타입에 맞는 앰플을 투입시켜 피하조직 층으로부터 콜라젠과 엘라스틴이 나오는 기능을 확대시킨다. 이어 팩을 해주는데 팩은 비타민C, 리프팅, 석고팩, 독소제거, 알레르기 컨트롤 등 여러 종류가 있으므로 피부상태에 따라 맞는 것을 한다.

스킨케어 업소들마다 사용하는 화장품과 방법은 조금씩 다르지만 기본적인 관리는 대개 비슷하다. 이런 스킨케어를 1주일에 1회씩 받으면 언제나 10~15년은 젊어 보이게 살 수 있다고 자신한다. 시간은 대체로 1시간30분 정도 걸리고 가격은 옵션에 따라 1회에 60~80달러 선인데 석고 팩이나 필링을 할 경우 100달러 이상이 들기도 한다. 비싸다고 할 수도 있겠지만 어느 날 거울 속에서 눈에 띄게 늙은 얼굴을 바라보면서 "돈을 얼마나 들이고서라도 젊음을 되찾을 수 있다면…"이라고 생각한다면 그것이 비싼 것일까? 뒤늦게 주름 펴는 대수술을 받기보다는 정성들인 관리로 자연스런 아름다움을 오래 간직하는 것이 현명하다고 생각한다.

한인여성들은 40~50대에 많이 찾아오는데 이때만 시작해도 많이 회복되지만 50~60대에 시작하면 회복이 매우 힘들다. 요즘 스킨케어를 찾는 고객들을 보면 70% 이상이 바쁘게 일하는 직장여성들이다. 스킨케어를 하면서 피로와 함께 스트레스도 풀고 가는 모습을 보면 보람을 느낀다.

12. B-up과 얼굴교정술

스킨케어는 날이 갈수록 기술이 개발이 되고 기계도 첨단화되어 수많은 종류가 있지만 고객들이 꾸준히 많이 하는 것이 있다. B-up(Bust up)이라고 불리는 스킨케어로 오래되었지만 찾아오는 사람들이 아직도 적지 않다.

B-up은 쉽게 말해 수술하지 않는 얼굴교정술이다. 우리 몸에 흐르는 생체전류를 이용해서 늘어진 피부를 탄력 있게 잡아줌으로써 젊은 시절의 얼굴모양으로 돌아가게 해주는 것이다.

피부는 자체에서 만들어지는 콜라젠과 엘라스틴이 원활하게 나와야만 탄력을 유지할 수 있는데 보통 화장품이나 약을 발라주는 것만으로는 진피 이하까지 침투하지 못해 효과를 오래 유지할 수 없다.

그러나 기계와 압박붕대, 바르는 제품의 세 가지를 한꺼번에 사용하는 B-up은 10회의 시술을 마치고 나면 적어도 10년은 젊어진 얼굴을 되찾을 수 있다. 특히 30~40대가 가장 많은 효과를 보는데 중요한 것은 반드시 일주일에 한번씩 10회 시술을 마쳐야 한다는 것이다.

그래야 확실한 효과를 볼 수 있으며 10회 이후에는 한달에 한번이나, 두 달에 한번 꾸준히 케어 받으면 피부의 노화가 현저히 줄어든다.

B-up은 지난 수년 새 기계가 여러 종류 나와 있지만 같은 기계라도 모두 같은 효과를 내는 것은 아니다. 테크니션의 기술과 노하우에 따라 큰 차이를 보인다.

압박붕대도 잘못 감으면 오히려 주름을 더 만들 수 있고, 바르는 제품도 맞는 것을 써야 하기 때문에 경험이 많은 시술자를 찾는 것이 중요하다. 특히 가격이 10회에 1,800달러에서 2,500달러로 비싸기 때문에 신중하게 선택해야 한다. 하다 말다 할 사람이면 아예 시작하지 않는 것이 좋고, 끝까지 한 사람은 모두 다 만족해하는 모습을 보곤 한다.

13. 하이테크와 스킨케어

컴퓨터와 하이테크의 발전으로 세상에는 수많은 첨단기계가 쏟아져 나오고 있다. 스킨케어 분야도 예외가 아니다. 업소마다 많은 기계를 갖추고 과학적인 방법으로 피부를 가꿔주고 있는데 하루가 다르게 새 기계와 기술이 개발되고 있어 부지런히 따라잡지 않으면 현대여성들의 미적요구에 뒤쳐지게 된다.

스킨케어를 받으러 온 사람에게 어떤 기계들이 사용되는지 예를 들어보자. 스킨케어를 시작하면서 '스팀머신'을 틀어놓는다. 이것은 마사지하는 20여 분 간 얼굴에 증기를 쐬어줌으로써 모공을 열어주고 피부를 부드럽게 만들어 노폐물이 나오게 한다. 마사지 후 '에어펑션'으로 혈액순환을 시킨다. 작은 진공소제기 같은 이 기계는 얼굴을 돌아다니면서 피하조직 층 밑에 있는 지방을 분해 시켜 울퉁불퉁한 부분을 펴서 가지런한 얼굴 모양을 만들어준다.

여드름을 짜고 난 얼굴에는 '오존소독기'를 사용해 환부 속에 남아있는 균을 멸균시킨다. 또 검고 칙칙한 얼굴에는 비타민C 투입기 '마벨라'로 비타민을 투입하고, 이어 산소투입기 '옥시젠'으로 산소를 넣어줌으로써 밝고 깨끗한 피부로 만들어준다. 각질층이 두꺼운 사람은 '크리스털 필링' 머신으로 각질을 제거한 후 산소를 투입하기도 한다.

요즘에 새로 나와 각광받는 기계로는 '바이오트론'이 있다. 이것은 노화된 피부가 탄력을 잃고 쳐지는 것을 잡아줌으로써 얼굴이 작아지는 효과를 낸다. 피부는 25세가 지나면 몸속에서 콜라젠을 생성하는 기능이 저하되면서 점차 탄력을 잃는데 바이오트론은 콜라젠이 나오는 기능을 다시 살려주어 피부에 탄력을 되찾아주는 것이다. 밖에서 콜라젠을 주입시키는 것보다 자연스럽고 효과가 좋은데다 스트레스로 경직된 목 경추부위까지 풀어주기 때문에 많은 여성들에게 인기를 끌고 있다.

마사지하며 살을 빼는 기계들도 있다. '바디 테라피' 머신으로 지방을 분해 시킨 후, 온 몸에 살 빼는 크림을 바르고 비닐랩으로 싸서 전신 마사지기계 '알파'에 들어간다. 여기서 25~30분간 진동마사지를 받고 나면 땀과 노폐물이 빠져 나오는데 오랫동안 쌓여 치즈같이 걸쭉해진 찌꺼기가 나오기도 한다.

바이오트론이나 바디테라피는 10회에 2,000~2,500달러 정도로 하이테크 스킨케어가 너무 비싸지 않느냐고 묻는 사람도 있지만 두 시간씩 꼬박 매달려야 하는 전문기술과 기계사용료를 감안하면 결코 비싼 것이 아니다. 실제로 날씬하고, 아름답고, 젊어지고 싶은 많은 한인여성들이 위의 모든 기계를 이용한 스킨케어를 하고 있다.

14. 남성 스킨케어

스킨케어는 여성들만의 전유물이 아니다. 피부미용 상담과 치료를 받으려 찾아오는 남자들이 점점 늘고 있다.

물론 아직 보편화된 것은 아니어서 아내와 함께 오는 경우가 많다. 보통 마사지 룸에는 침대가 2개씩 놓여 있으므로 부부가 함께 받으면 다른 여성고객과 부딪힐 염려가 없어 업소에서도 자연스럽게 받아들인다.

남자들이 가장 많이 원하는 것은 검버섯 제거, 땀구멍 사이마다 까맣게 들어있는 피지나 여드름 흉터 제거, 골프 친 후 화독빼기 등이다.

남자들의 스킨케어는 여자들보다 오히려 쉬운 편이다. 평소 화장을 안 하던 피부라 치료효과가 훨씬 빠르고 즉각적이다. 특히 넓은 모공 속에 끼어있는 피지와 노폐물은 집에서 짜려고 하면 잘 안나오지만 더운 스팀을 쐬어가며 마사지하고 빼면 그야말로 줄줄 빠져 나온다.

여드름 흉터는 크리스털 필링으로 없앤다. 몇 번 정기적으로 필링을 하고 나면 두꺼운 각질층이 벗겨져 매끄러워지고 깊지 않은 흉터는 거의 사라진다.

골프 치고 난 후 햇볕에 잔뜩 달아오른 얼굴을 진정시키러

오는 사람도 있다. 이런 화독은 그냥 놔두면 기미로 착색되기 쉽기 때문에 그때그때 가라앉혀야 한다. 피부를 차게 하는 쿨팩으로 진정시켜 열기를 뽑아주고 표백효과가 있는 팩으로 그을림도 방지해준다.

남자피부의 문제해결은 1~2회 치료로 끝나지만 한달에 한두 번 정기적으로 점검하고 손질하면 오랫동안 젊고 건강한 피부를 가질 수 있다.

스킨케어 업소를 찾지 않더라도 평소 조금만 신경 쓰면 깨끗한 피부를 유지할 수 있다. 요즘 바디제품 업소에서 많이 파는 스크럽을 사다가 비누 세수할 때 손바닥에 함께 문질러 마사지하듯 닦아주면 피부 모공의 노폐물이 많이 제거된다. 1~2주에 한번씩은 스크럽 해주는 것이 좋다.

세안 후에는 스킨로션(토너)과 로션을 바르고 항상 선블럭크림도 바르는 습관을 가져야 한다.

간단한 팩도 피부 관리에 도움이 된다. 레몬즙 짠 물에 담갔던 타월을 냉동실에서 살짝 열렸다가 얼굴에 15~20분 동안 얹어놓아 두면 모공이 수축되고 피부가 희어지고 깨끗해진다.

15. 쿨팩과 산소마스크

8월에 접어들면 피부가 지쳐서 스킨케어 센터에 찾아오는 손님들이 하나둘 늘어난다. 아무래도 여름이라 땀도 많이 나고 햇빛에 그을릴 일도 많기 때문인 것 같다. 식구들과 며칠

간 여행을 다녀왔다는 사람들은 거의 모든 피부가 거칠어지고 땀구멍이 늘어나 있다. 겉으론 괜찮아 보여도 전문가의 눈에는 피부가 '나 좀 살려 달라'고 아우성치는 모습이다. 여름철 피부 손질은 기본적으로 클린징과 보습, 미백효과를 주는 팩이 가장 중요하다. 땀을 많이 흘리면 피부에서 수분과 함께 영양분도 다 빠져나가기 때문이다.

특히 덥고 햇볕이 따가운 밖에 나갔다 들어오면 아주 차가운 쿨팩으로 열기를 가라앉혀야 한다. 쿨팩은 피하조직 층에서 콜라젠을 생성하는 림프관을 수축시켜주므로 열기도 빼지만 모공도 좁혀주는 효과가 있다.

쿨팩은 집에서 레몬즙을 짜서도 쉽게 할 수 있다. 레몬즙을 적신 냉타올을 아주 차게 식힌 후 얼굴에 얹어만 놓아도 피부가 진정된다. 또는 레몬즙에 밀가루나 아기 분유 2~3스푼을 넣고 걸쭉하게 타서 차갑게 식힌 후 팩을 해도 좋다. 얼굴에 한 겹 바르고 그 위에 얇은 거즈나 티슈를 얹은 다음 다시 한 겹을 바른 후 20~30분 후 꾸득꾸득 굳으면 뜯어낸다. 이것은 미백 뿐 아니라 영양을 보충하는 효과도 있다. 주의할 것은 여드름이나 알레르기가 심한 사람에게는 레몬이 좋지 않다는 것이다.

여름에 스킨케어를 받으러 오는 사람들에게는 특별히 산소공급 마스크를 권하고 있다. '옥시젠 테라피(Oxygen Therapy)'라는 독일제 기계로 공급하는 산소마스크는 평소에도 화장으로 지친 피부에 효과적이지만 여름에 지치고 질린 피부를 재생시키는 데는 더 이상 좋은 것이 없다.

산소마스크는 공기를 쐬기도 하고 액체를 기계로 투입시켜 뿌리는 방법도 있다. 이것은 모공이 열린 상태에서 해야 하기 때문에 마사지를 받으면서 30분 정도 쐬는 것이다. 물론 마사지 가격보다 조금 더 비싸지만 한번 해보고 나면 그냥 마사지 몇 번 받는 것보다 좋기 때문에 찾는 사람이 꾸준히 늘고 있다.

제 3 장 한방 피부 관리

1. 한방 피부 관리

사람의 연령을 짐작하게 하는 가장 중요한 부분이 바로 얼굴의 피부다. 피부가 젊으면 아무리 나이가 들어도 그 나이로 보이지 않는다. 피부 관리를 얼마나 철저히 하느냐가 젊음으로 가는 가장 큰 지름길이다. 피부 관리를 위한 요점을 보자.

① 항상 수분을 공급해 준다.

물과 피부가 만나면 피부 세포가 건강해진다. 보통 매일같이 세수를 하면서 얼굴에 물기를 주게 되는데 건조한 피부라면 뿌리는 휴대용 화장수로 얼굴에 수분을 충분히 보충해주는 것이 좋다.

② 미지근하거나 차가운 물로 세수한다.

가장 나쁜 것이 뜨거운 물로 세수하는 것. 지나치게 뜨거운 물은 피부를 약하게 만들고 손상시킨다. 피부가 늘어지고 모공도 확장되는 것이다.

③ 비누는 반드시 순한 것으로 사용하고 여러 번 헹구어 낸다.

비누는 자신의 피부 타입에 맞는 것을 선택하는 것이 중요하지만 무엇보다 순한 비누를 사용하는 것이 가장 좋다. 거품을 충분히 내어 부드럽게 피부를 닦아내고, 반드시 여러 번 헹구어 비눗기가 남아 있기 않도록 해야 한다.

④ 가제나 때밀이 타월은 절대 사용하지 않는다.

얼굴뿐만 아니라 전신 피부에도 까칠까칠한 타월로 마구 비비는 것은 매우 좋지 않다. 피부에 지나친 자극이 되어 빨리 늙게 하는 원인이 된다.

⑤ 샤워 후 곧바로 물기를 닦아내지 말고 그대로 말린다.

수건으로 닦지 않고 그대로 말리면 수분이 자연적으로 피부에 침투하게 된다. 물과 피부가 만나는 것은 좋은 일이다. 얼굴의 경우 손으로 가볍게 톡톡 두드리며 말려 주는 것도 좋은 방법.

⑥ 실내에서는 가급적 가습기를 틀어 피부가 건조하지 않도록 한다.

요즘엔 실내가 건조한 경우가 많다. 오랫동안 사무실에서 일을 하는 사람이나 건조한 계절에는 반드시 신경을 써서 피부의 습도를 유지하는 것이 좋다.

⑦ 햇볕에 나갈 때는 썬크림을 사용하자

짧은 시간이라도 밖에 나갈 때는 반드시 햇볕을 차단하기 위한 썬크림을 바르는 습관을 들이도록 하자.

2. 피부의 관리법

얼굴을 비롯하여 몸의 피부, 즉 겉모양은 몸 안의 상태를 밖으로 나타내 보이기 때문에 피부만 보아도 몸 안의 상태를 다 알 수 있다.

사람들은 피부 관리를 특별히 하기도 한다. 옛날 어느 미인은 우유로 매일 목욕했다는 말도 있지만 사람들에게 아름답게 보이기 위해서는 피부 관리를 특별히 하는 것도 필요한 것이다. 그러나 피부 관리는 건강관리의 결과로 되어야지 피부만 관리하는 것만으로는 충분하지 않다. 사람의 미모는 건강미라야 하지 화장미가 되어서는 안 되는 것이다.

한방에서 말하는 체질에 따른 피부 관리에 대해서 생각해 보자.

피부 관리 뿐 아니라 체질을 잘 관리한다는 것은 체액을 잘 관리한다는 것과 같은 말이다.

피부 속으로 흐르고 있는 체액을 잘 관리하기만 하면 피부의 질이 좋아질 수밖에 없다 체액을 맑게, 수분의 양과 염분의 도를 잘 유지하면서 관리한다는 것은 피부 관리의 가장 효과적인 관리법이며, 피부를 소금으로 마사지를 함으로써 체액 속의 독소를 분비하게 하는 것도 피부 관리와 체액관리의 효과적인 방법이다.

피부 관리에는 몸 안에 열이 너무 높거나, 너무 냉하거나 하지 않도록 체열관리를 잘하는 것과 밀접한 관계가 있다.

그러므로 몸에 열이 생기면 머리에서 사혈시킴으로써 머리가 빠지지 않고, 얼굴에 열이 쌓이지 않게 하며 또 손가락에서 사혈을 시킴으로써 혈액순환이 강화되면서 혈액에 열이 없어지게 한다.

또 발을 소금물에 담그든지 사혈을 시켜서 다리에나 발에 독소가 쌓이지 않게 하면 체액순환이 잘되면서 올랐던 열도 내리고 내렸던 열도 올라가서 따뜻해진다. 이럴 때 위세척은 당연히 효과가 있다.

3. 피부 관리 10가지 수칙

피부 관리를 위해서는 아래에 열거한 사항들을 잘 지키는 것이 중요하다. 아래의 사항들은 피부뿐만 아니라 신체의 건강을 유지하는 데에도 해당되는 사항이다.

① 피부를 자극하지 않는다.

피부의 제일 중요한 기능은 보호 작용이다. 피부 제일 바깥층인 각질층과 표면 지방막은 피부 보호 작용을 한다. 비누 등의 청결제가 너무 강하거나 때 미는 타월과 같은 화학섬유로 만든 수건으로 심하게 문질러 피부의 보호 층을 억지로 벗겨 내는 것은 피부건강에 해롭다.

② 연고를 남용하지 말라

연고의 남용은 여드름, 기미를 만들거나 악화시킨다. 특히 부신피질 호르몬 크림을 얼굴에 오래 바르면 악성 여드름이 생기거나 거미줄 모양의 빨간 모세혈관 확장증이 나타날 수 있다.

③ 긴장을 풀고 충분히 자라

지나친 정신적인 긴장과 수면 부족은 피부를 거칠게 한다. 또 기미, 여드름을 발생시키며 머리털도 빠지게 한다. 규칙적으로 수면을 취해야 피부의 재생과 영양공급에 도움을 준다.

④ 과도한 일광 노출을 피해라

일광에의 과도한 노출은 피부를 두껍게 하고 검버섯, 피부암, 피부색 침착의 원인이 된다. 같은 나이라도 햇볕에서 일하는 사람이 실내에서 근무하는 사람보다 훨씬 더 늙어 보이는 것은 이런 이유 때문이다.

⑤ 월경불순과 변비를 치료하라.

장의 운동이 원활하지 않고 여성 호르몬의 균형이 깨지면 잔주름이나 여드름, 기미 등이 생긴다. 배변이 고르지 않으면 우선 규칙적인 시간에 일정한 양의 식사를 해본다. 배변을 원활하게 하려면 식물성 섬유가 많은 야채를 충분히 섭취하는 것이 좋다.

⑥ 짙은 화장은 절대 금물이다.

너무 짙게 화장을 하면 피부의 신진대사와 호흡이 방해를 받는다. 이로 인해 거칠고 건조한 피부가 되며 노화가 쉽게 일어난다. 가급적 엷게 화장하는 것이 좋다.

⑦ 편식과 과식을 삼가라

음식의 편식이나 과량 섭취는 피부에 해롭다. 골고루 잘 먹고 비타민C와 미네랄은 물론, 신선한 야채와 과일의 충분한 섭취가 피부에 도움을 준다.

⑧ 약제의 오용과 남용을 삼가라

항생제, 피임약, 고혈압 치료제, 살 빼는 약, 잠 안 오는 약 등 약물의 오용과 남용은 피부건강에 좋지 않다.

⑨ 지나친 기호품 섭취가 노화를 부른다.

담배, 술, 커피 등이 지나치면 화장도 잘 받지 않고 잔주름이 생겨 마치 <애늙은이> 같은 피부를 만든다.

⑩ 화장품도 잘 골라 써라

많은 화장품들이 피부건강에 좋다고 선전하지만 실제로 의학적인 측면에서 해독을 끼치고 있는 경우도 있다. 그러므로 자신의 피부상태를 파악하고 자신에게 맞는 순수한 천연재료의 화장품을 사용하는 것이 바람직하다.

4. 소금물 미용법

일본에서 소금물 미용법은 많이 보급된 방법이다.

소금은 기름을 용해하는 성질이 있기 때문에 얼굴에 소금물을 바르고 그 위에 화장을 하면 얼굴이 건성이 되지 않고 피하지방질이 피부로 분비되어 항상 부드럽게 된다.

매일 사우나에 가서 소금물로 마사지를 했더니 한 달 만에 살이 빠졌다는 사례도 있고, 두꺼운 살결이 얇아졌다는 사례도 있다. 그러므로 저녁에 샤워를 하고 난 다음에 소금물 한 컵을 머리에서 부어서 전신을 마사지하고, 물기가 사라질 때까지 마사지한 다음에 잠을 자고 난 후 아침에 다시 샤워를 하고, 소금물로 머리와 얼굴을 마사지하고 물로 씻어내지 않은 채 화장을 하면 얼굴이 마르지 않는다. 이 미용법을 계속하면 얼굴에 있던 기미나 주근깨도 없어지고, 물론 여드름은 말할 것도 없다.

아기들의 태열도 물을 마시게 하면서 소금물을 연하게 타서 얼굴을 씻어주면 신기하게 없어진다.

빈혈이 있는 부인들 중에는 얼굴이 건성피부이기 때문에 화장을 해도 금방 얼굴이 말라 버려서 아예 화장을 포기하는 사람들이 있다. 이것도 얼굴이 건성이 되는 이유를 모르기 때문인데, 알고 나면 쉬운 것을 몰라서 고민하는 것이다.

그래서 옛 철학자들은 '아는 것이 힘이다.'라고 했다. 얼굴이 건성이 되는 이유는 몸에 물이 모자라기 때문이다. 그러므로 몸에 필요한 물을 마시면 얼굴의 건성은 사라지게 되는 것이다.

먼저 위세척을 해주고, 매일 마셔야 될 물 2000cc에다 소금 한 숟가락을 타서 마시면 얼굴의 건성을 사라지거니와, 화장할 때 미용소금을 약간 물에 녹여서 얼굴을 마사지하고 화장을 하면 하루 종일 얼굴이 마르지 않는다. 소금은 얼굴피하에서 독을 뽑아내기 때문에 기초화장을 한 것같이 피부가 부드러워지는 것이다.

5. 체질과 인상

이제마의 '동의수세보원'에 의하면 시방에 해당하는 소음인과 북방에 해당하는 태음인은 인체 상부가 부족하여 오른쪽 눈과 귀가 왼쪽 눈이나 귀보다 약하고, 다른 체질의 사람들에 비해서도 시력과 청력이 떨어진다.

남방에 해당하는 태양인은 인체 하부가 부족한 체질이기 때문에 왼쪽 손발이 오른쪽 손발에 비해 약하다. 따라서 체질이 다른 사람들보다 손발의 기능이 떨어져 손이나 발로 하는 여러 가지 능력이 떨어지는 편이다.

태양인은 소리를 잘 들으며, 소양인은 색을 보는 능력과 냄새를 맡는 능력이 뛰어나다.

귀는 충성스럽고 인정이 많다는 소리를 듣기 좋아하지만, 태양인은 인정이 야박한 경향이 있으므로 항상 지혜와 덕행을 쌓으며 근검한 생활을 하도록 노력해야 한다. 또 코는 꾸밈이나 거짓이 없는 냄새를 좋아하는데도 태음인은 자칫 신용을 저버리고 일을 꾸미거나 음흉하게 내숭떠는 경향이 있으니 마찬가지로 지혜와 덕행을 쌓아야 하며, 신의를 지키는 생활을 하도록 노력해야 한다.

6. 소음체질의 피부 관리

소음체질의 피부 관리를 살펴보자. 피부는 체질에 따라 나타나는 증상이 다르기 때문에 체질에 따라서 연구해야 한다.

소음체질은 빈혈성체질로서 물이 잘 먹히지 않으며 수족이 냉하므로 건성체질이며 피부가 마른 것이 특징이다.

그러므로 소음체질의 사람이 피부를 잘 관리하려면 특히 물을 많이 섭취해야 되는데, 물에 소금을 약간 넣어서 마셔야 한다. 소금을 넣지 않고 물을 많이 마시면 혈당이 빠지며 삼투압이 약하여 마신 물이 소변으로 배설되고 그 결과 저혈당이 되어 빈혈과 영양실조로 맥이 빠지게 되는 것이다.

얼굴이나 몸도 연한 소금물로 마사지를 자주 해주고 하루에도 몇 번씩 냉수로 세수를 하는 것이 좋다.

해수욕은 소음체질 사람의 피부 관리에는 매우 유익하다. 기름기가 부족한 체질이므로 기름기를 보충해 주는 화장도 유익하겠다.

7. 소양체질의 피부 관리

소양체질의 피부 관리를 살펴보자. 소음체질이 너무 냉해서 문제라면 소양체질은 너무 열이 많기 때문에 문제가 되는 몸이다.

너무 열이 많아 혈관 속의 수분을 혈관 밖으로 증발시켜 버리기 때문에 혈액이 진해지면서 콜레스테롤 수치가 높아지고 모세혈관을 통과하지 못하여 혈압이 높아지는 것이다.

소음체질이 빈혈성체질이라면 태음체질은 당뇨성체질이라 할 수 있고 소양체질은 고혈압성체질이라 할 수 있다.

과도한 열 때문에 혈관에서 증발된 수분은 머리에 쌓여 얼굴은 멀겋고 붉은 색을 나타낸다. 그러므로 혈압조절을 잘하기 위해서는 손가락에서 사혈시키는 것을 소홀히 하지 말고 또 물을 많이 마시는 것을 잊지 말고 혈액을 맑게 보존하는 일에 신경을 써야 한다.

염분이 결핍되면 살결이 투명해지기 때문에 피부가 약해 보일 뿐 아니라 사실 약해진다.

못해도 한 달에 한번씩은 위세척을 해주는 것이 유익하다. 왜냐하면 배가 나오지 않아야 하기 때문이다.

그리고 소금으로 마사지하는 것도 피부를 강하게 관리하는 요령이 되겠다. 피부가 튼튼하다는 것은 몸의 모든 기관이 튼튼하다는 것을 상징하기도 하기 때문에 중요한 것이다. 말하자면 속이 튼튼하면 겉도 튼튼하다는 말이다.

8. 태음체질의 피부 관리

태음체질의 피부 관리를 살펴보자.

소음체질은 약한 체질인 것이 눈에 띄일 정도라면, 태음체질은 건강한 장군형의 체질이다.

키가 크고 머리통이 길면서도 넓고, 체격이 크면서도 배가 안 나오는 체질로서 남자의 몸매로서는 균형이 잘 잡힌 체격이다. 여자가 태음체질로 태어나면 건장한 남자의 모습을 지니게 된다.

이 체질은 건강하지만 당뇨병체질이기 때문에 항상 염분이 모자라지 않게 먹고, 물을 많이 마심으로써 당과 염의 균형이 깨어지지 않게 몸을 관리해야 한다는 것을 잊지 말아야 한다.

당분이 많은 것은 될 수 있는 대로 줄이도록 하되 땀을 많이 흘리거나 신경을 몹시 썼을 때는 반드시 물에 소금을 약간 타서 물을 넉넉히 마시도록 하고, 해수욕이나 해수사우나를 하는 것도 좋다.

그렇지 않으면 욕조에 소금을 넣어서 몸을 담그든지, 사우나탕에 가서 소금으로 마사지하고 땀을 빼면 피부가 맑아진다.

위세척을 자주 해주는 것은 태음체질의 몸에는 매우 유익한 것이다.

9. 태양체질의 피부 관리

태양체질의 피부 관리를 살펴보자.

태음체질의 피부가 색깔이 투명하지 않고 진한 것처럼 태양체질의 피부도 역시 진하고 탁하게 보인다.

소음체질의 몸이 싱겁게 먹으면 하얗게 되면서 투명하게 보이는 것처럼 소양체질의 몸이 너무 싱겁게 먹으면 붉으면서도 투명하게 보인다.

태음체질의 몸이 진하면서도 검게 보이고 태양체질 역시 진하게 보이는 이유는 태음체질의 몸은 체질관리를 잘못하면 당이 제대로 소화되지 않아 과당현상이 생기기 때문이다. 태양체질의 몸이 체질관리를 잘못하면 열이 많으므로 산성이 되면서 체액에 독성이 생기기 때문이다.

그러므로 위세척을 자주 해주면서 사우나도 자주 해서 몸안에 독성이 남아있기 않도록 관리해야 피부가 맑아지고, 관절염이나 당뇨병에 걸리지 않고 건강한 피부와 체질을 유지할 수 있다.

언제나 소변을 맑게 볼 수 있도록 항상 관리해야 한다. 특히 태양체질은 식초를 많이 먹어야 한다.

제 4 장 경락 미용

1. 경락 미용법

요금 경락마사지가 유행하면서 관심도 많고 궁금해 하는 사람도 많다.

경락은 한의적인 용어로 기(氣)가 다니는 길을 말한다. 즉 눈에 보이지도 않고 형체도 없지만 인체의 질서를 잡는 기와 혈이 다니는 길이다.

경락이란 경맥과 낙맥의 합성어로 경맥은 우리 몸의 위·아래 즉 수직으로 흐르는 기운줄기이고, 낙맥은 수직으로 흐르는 경과 경을 연결해 주는 기운줄기를 말한다.

쉽게 설명하자면 지하철을 생각하면 된다. 겉에서 보이지 않지만 땅속에 지하도가 있고 차가 다니듯이 사람의 피부 속에도 경락이 흐르고 있어 경락줄기들이 서로 만나고 기운의 흐름이 바꾸어지는 중요한 경혈 점들이 있는 것이다. 이런 곳의 순환이 제대로 이루어지지 않으면 기와 혈의 공급이 차질을 빚어 피부에 문제가 생기고 질병이 생기게 된다.

따라서 한의학에서는 미용의 근본도 기혈을 자양하는데 있다고 본다. 기를 자양해 좋은 영양을 공급해주고 혈을 보해서 허약해진 신진대사를 활성화시키면 피부가 윤택해지고 탄력을 되찾게 되는 것이다.

한의학뿐 아니라 현대의 미용의학도 자연미를 중요시하면서 피부의 건강과 아름다움은 내장의 기능과 직접 연관이 있다고 본다. 오장육부의 기능이 조화를 상실하면 피부가 거칠어지고 노화되는 것이다. 경락마사지는 바로 이 경혈 점들을 풀어 오장육부의 기능에 균형을 찾아주는 것이다.

경락마사지는 스킨케어업소 등에서 전문적으로 받을 수도 있지만 각자 집에서 간단하게 할 수 있다. 샤워하면서 빳빳한 털 솔이나 거칠고 딱딱한 수세미 솔에 비누나 바디 클린저, 혹은 바디 스크럽을 묻혀 거품을 충분히 낸 후 피부를 세게 문지른다. 바디제품을 전용으로 파는 바디샵이나 미용재료상에 가면 경락마사지용으로 쓰기 좋은 단단한 솔들도 있고 수세미를 새끼 꼬듯이 꼬아놓은 것도 찾아볼 수 있다.

샤워할 때가 아니라 맨 피부위로 경락마사지를 하려면 피부에 오일을 바르고 나무주걱 등 딱딱한 물건으로 피부를 긁어내듯 자극을 주어야 한다. 마사지를 하는 부분은 팔, 어깨 등 밖으로 잘 내놓는 부분이나 평소 찌뿌둥하고 잘 아픈 부분이다. 이런 곳은 경락이 잘 흐르지 않고 피가 잘 돌지 못해 찌뿌둥한 것으로 여기에 자극을 주고 경혈 점을 풀어주면 신체 기능이 제 기능을 찾게 된다.

2. 경락 마사지

경락의 사전적 의미로는 한의학에서 침을 놓거나 뜸을 뜨는 자리인 경혈(頸血)과 경혈을 연결한 선을 말한다. 또한 경락

경락

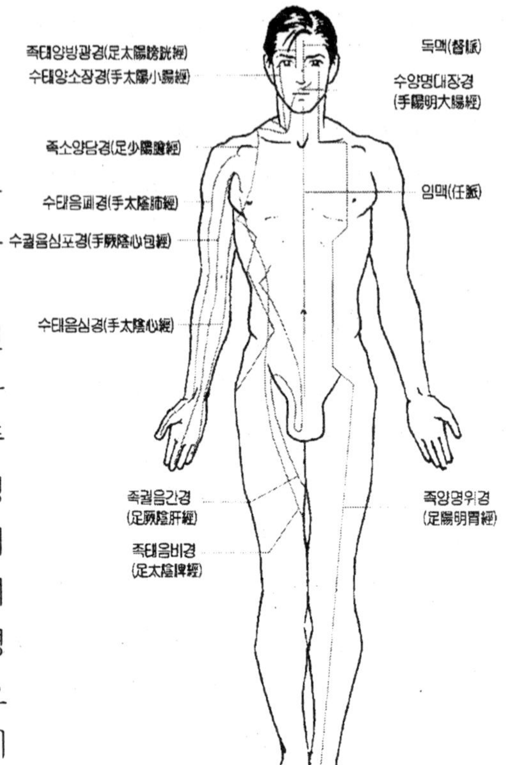

은 전신의 기혈을 운행하고, 장부와 사지관절을 연락하고 상하 내외를 연계시키는 통로다.

몸과 팔다리를 세로 방향으로 달리는 선으로 좌우로 12쌍이 있다.

또 오장육부에 생긴 병이 몸 거죽에 나타나는 자리에 침이나 뜸 따위로 자극하여 그 병을 낫게 한다. 현대의학이 많은 미개의 벽에 부딪혀서 병이 아닌 병자가 속출하고 있는 오늘날, 동양의학의 체계를 다시 보려고 하는 것이 현대의학의 커다란 흐름인 것 같다.

경락이란 경맥과 낙맥의 총칭으로 혈관도, 신경도 아닌 눈에 보이지 않는 선이며 그 경락이 온 몸을 돌아서 건강에 크게 영향을 준다는 것이다.

또한 삼라만상은 모두 음과 양의 둘로 나뉘어져 있다. 그

음양의 조화가 잡힌 상태는 정상이라고 했다. 경락 또한 '양기를 받아서 위에서 아래로 흐르는 양경(陽經)과 음경(陰經)이 있다' 한다.

고전에 의한 경락은 양경에는 손과 어깨에 이르는 태양경(太陽經), 삼초경(三焦經), 소양경과 머리나 얼굴에서 다리로 내려가는 위경(胃經), 담경(膽經), 방광경(膀胱經) 및 몸의 뒷면으로 내려가는 독맥(督脈)이 있다.

또 음경에는 가슴에서 손에 이르는 심경(心經), 폐경(肺經), 심포경(心包經)과 발에서 머리에 이르는 간경(肝經), 비경(肥勁), 신경(腎經) 및 몸 앞면으로 올라가는 임맥(任脈)이 있으며 오장육부와 밀접하게 결부되어 있다. 그 경락 상에 있는 경혈을 이용하여 침구법이 행해지고 있다.

이와 같이 경락의 음양이 달리는 방향을 따라 자극하고 자율신경을 지배하여 신체적인 균형을 이루는 것이다.

미용에 있어서도 이 동양적인 사고방식을 기초로 한 미용법이 관심 있는 서양인들의 눈을 돌리고 있다. 이러한 동양의 신비한 경락의 사고방식을 응용, 자율신경을 안정시키고 여성미를 높이는 전신 미용법이 곧 '경락 마사지 미용법'이다. 아름다운 살결, 그것은 언제까지나 젊고 싱싱하고 팽팽하게 탄력이 있는 살결을 말한다.

경락 마사지는 등 부분에서 시작하여 심장부위에서 끝을 맺는다. 내분비의 정상화가 피부미용의 제일 원칙이다. 시술자는 손을 비벼 먼저 손을 따뜻하게 해야 한다.

경락 마사지의 효과를 보자.

① 혈액 및 임파액의 순환 촉진

② 근육의 경결, 위축, 이완을 회복

③ 골격, 근육, 인대, 혈관 등의 이상 위치를 조절

④ 신진대사 촉진으로 기미, 여드름, 잔주름, 종기 등의 발생 억제와 윤기와 탄력성 유지

이 외에 오장육부의 활성으로 피부건강에 공헌한다.

3. 얼굴 경락 스트레치

경락 스트레칭

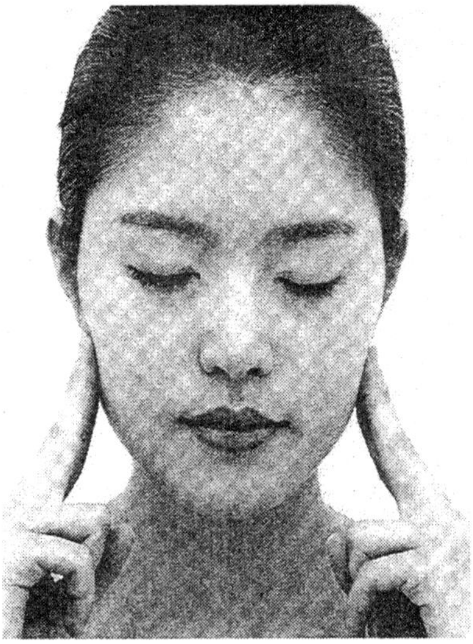

얼굴도 운동이 필요하다.

얼굴이 정기적으로 운동을 하면 나이 들면서 굳어가는 표정이 부드러워지고, 피부 밑의 근육질이 이완되어 주름도 덜 생긴다. 또한 안면마비(구안와사)도 예방할 수 있을 뿐더러 혈액순환이 잘 됨에 따라 기미와 주근깨의 착색도 방지되는 등 여러 가지 효과가 있다.

따라서 건강한 피부를 유지하려면 피부 겉에 좋은 화장품을 많이 바르는 것보다 운동하는 것이 필요한데 많은 여성들이 그 중요성을 잘 모르고 있다. 얼굴을 운동시킨다고 하면 피부

마사지나 경락 마사지를 생각할 수도 있지만 손을 사용하지 않고 표정만으로 얼마든지 시원한 운동을 할 수 있다. 즉 거울 앞에 앉아 평소에 지어보지 않던 온갖 요상한 표정을 짓는 것이다.

웃어도 보고, 찡그려도 보고, 입을 크게 벌렸다가 눈동자 돌리기도 한다. 또 아래턱을 귀에서 소리가 날 정도로 어긋나게 돌리면 근육이 많이 풀어진다.

아름다운 목을 유지하기 위해서는 목운동도 필수적이다. 목을 많이 돌리고 움직이면 주름지고 늘어지는 현상이 훨씬 감소된다. 이렇게 얼굴 운동을 해주면서 손으로 두들겨 마찰도 시켜주면 더욱 좋다. 손끝으로 볼이 화끈할 정도로 두들겨주고 목도 탁탁 두드려주면 혈행운동도 되므로 뭉친 것도 풀어지고 피하조직 층에서 엘라스틴이 나와 피부가 탄력을 되찾게 된다. 얼굴 운동은 미용을 위해서도 좋지만 40대가 넘어서 안면마비나 눈 떨림 등의 증세가 보이는 사람에게는 필수적이다. 이런 증세는 혈액 순환이 잘 안돼서 생기는 것이므로 평소 많이 움직임으로써 예방이 가능한 것이다.

이렇게 거의 매일 10~15분씩 운동해 주면 1주일만 지나도 피부가 한결 생기 있어지는 것을 느낀다. 그러나 하다가 그만두면 다시 원상태로 돌아가므로 생각날 때마다 꾸준히 해주는 것이 좋다.

4. 피부의 기능과 경락 마사지 미용

피부의 보호 작용은 각질층과 땀, 지방 수분이 혼합되어 만드는 천연 피지막이 대기오염, 자극 등의 외적요인 뿐 아니라 스트레스, 과로 등의 내적요인에 의해서 피부가 손상되기 쉽다. 불면에 시달린 다음날이나 걱정이 많을 때 안색이 나쁘고 얼굴이 까칠해 보이는 모습을 볼 수 있다.

또한 호흡, 분비작용과 체온조절 작용도 피부기능에 빼놓을 수 없는 역할이다.

이밖에 피부는 흥분, 공포 등 감정의 표현을 전달해 주는 기관이기도 하다. 화가 날 때 얼굴이 붉어지거나 위험할 때 얼굴이 하얗게 되는 것 등이 좋은 예이다.

피부는 각종 질환의 이완여부를 알아보는 창문역할도 한다. 피부의 상태를 보고 의심할 수 있는 당뇨병, 간 질환에서부터 감염성질환, 내분비질환, 암에 이르기까지 상당히 폭이 넓다.

이러한 복잡하고 다양한 질환으로 인하여 나타나는 피부의 트러블을 피부 표면 가까이 상사로 연결되어 있는 경락의 라인과 부분을 라인(선)의 고유한 방향을 따라 자극하여 아름다움을 찾고자 하는 미용법이 경락 마사지 미용법이다.

적절한 경락의 자극이 나타나는 효과에 대해서 요약해 보자. 생식기경 자극에 의한 효과는 살찌기 쉬운 체질을 컨트롤, 붉은 얼굴을 개선, 흰 살갗으로 과민한 피부의 질을 바꿈, 생리전에 나오기 쉬운 여드름을 고치며, 자궁발육부진 등에 의한 기미제거, 임신 중이나 출산 후에 남는 기미를 없앤다.

신경 자극에 의한 효과는 이원형으로 살찌지 않는 사람의 체질개선, 이상 부종을 제거, 알레르기 체질 개선, 과민 피부의 살결을 개선, 지방성 피부의 살결을 개선, 과다비만을 해소, 안색이 거무스름한 사람의 살색을 건강한 피부로 만든다. 대장, 소장경 자극에 의한 효과로는 살찌지 않는 사람의 체질개선, 변비증을 고치며 설사를 일으키기 쉬운 사람의 예방, 좁쌀알 모양으로 돋아나는 피부를 고치며 알레르기, 두드러기에 효과가 있으며 맑지 않은 안색을 고친다.

위경 자극에 의한 효과는 여드름, 뾰루지, 부스럼을 고치고 예방, 발진 해소, 맑지 않은 안색을 좋게 한다. 살결이 희고 섬세한 이성적 타입의 사람으로 피부기 약하고 살찌지 않는 사람의 체질을 개선한다. 임파관경 자극에 의한 효과는 화농을 억누르며 여드름과 발진을 고친다. 그리고 모든 트러블의 회복을 빠르게 한다.

이렇게 경락의 자극을 1개월간 하고 특히 증상이 심한 사람이라도 3개월만 계속하면 반드시 위와 같은 효과가 나타난다. 이는 경락의 한 자극이 자율신경의 균형을 유지하고 그것이 결과적으로 체내의 각 기관의 활동을 촉진하여 근본적으로 내장이나 내분비선, 혈관 등 모두에 작용한다. 그 원인은 그들 활동을 지배하고 있는 자율신경 때문이다. 이 자율신경은 피부의 구석구석까지 뻗쳐 있으므로 어디엔가 상태가 나쁜 곳이 있으면 그 영향은 피부에까지 미친다.

그러므로 피부의 여러 가지 이상 중 여드름이나 잔주름 등은 모두가 자율신경에 의해 신체의 속으로부터 표면에 나타난 신체의 순조롭지 못한 표시라고도 할 수 있겠다. 마음의 초조와 스트레스에 의해 자율신경에 탈이 생겨 그것이 내장 등의 기능에 나쁜 영향을 줘 간장에 장애를 일으킨다. 곧 정신의 불안정에 의해 체내의 기능이 저하되고 나아가서는 질병까지 유발한다는 것이다.

자율신경은 교감신경과 부교감신경이라는 정반대의 작용을 하는 신경이 항상 한 짝이 되어 온몸을 둘러싸고 있다.

미용에 관계 깊은 내장기관이나 내분비선에 있어서는 교감신경의 억제, 부교감 신경의 항진에 의한 작용이 좋은 영향을 주는 것이 대부분이다. 이 한 짝의 신경이 서로 균형 잡힌 상태, 그것이 신경이 안정된 바람직한 상태다.

그런데 이것은 감정에 의해 간단히 좌우되어 불균형이 되기 쉽다. 경락마사지 미용법은 자율신경을 컨트롤하여 감정의 불균형으로 인한 신체의 기능저하나 부조(不調)의 상태를 해소하여 균형을 잡아 준다.

5. 기공법과 피부미용

중국에서 많이 시행하고 있는 기공법(奇功法)을 옛날에는 도인법(導引法), 또는 토납법(吐納法), 혹은 연기법(煙氣法) 등으로 불렀다. 이는 고대 양생학(養生學)의 중요한 구성부분 중 하나로 각종 질병을 예방하고 치료하는 건강법으로 전해져 내려 왔다.

이 기공법의 효과는 피부미용에 있어서도 놀라운 작용을 발휘한다. 피부를 곱고 젊게 하며 노화를 완화시킬 수 있는 것으로 밝혀지고 있다.

지금까지 밝혀진 바에 의하면 기공의 작용은 주로 환자 스스로의 주관적인 노력에 의해 신체의 기능을 조절하고 근육을 풀어주며 정신을 안정시킨다.

기공체조

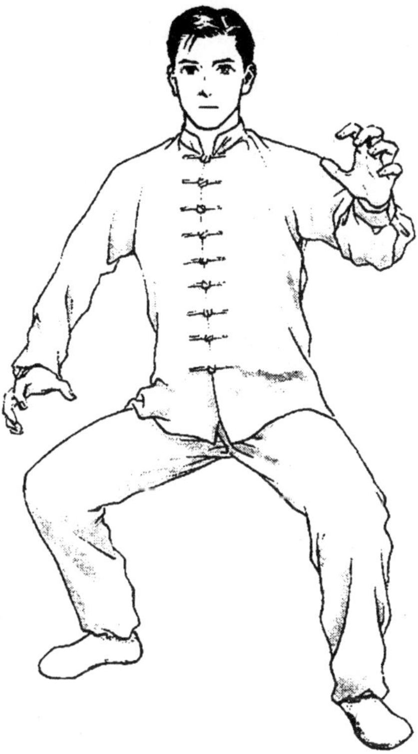

이러한 기초 위에서 기공은 호흡으로 수련하는 운동법이라 할 수 있다. 동작, 의식, 호흡을 거치면서 긴장이 해소되고 마음이 차분해지도록 하며 평안한 기분을 들게 하는 것이 기공의 중요한 효과로 본다.

이러한 기공의 작용을 미용의 각도에서 본다면 그것은 바로 장기간의 자극이 인체 내 오장육부의 기혈기능과 피부의 아름다움을 저해하는 나쁜 요소를 제거하는 것이다. 따라서 거의 모든 기공법은 얼굴을 아름답게 하고 젊음을 간직하게 하는 특별한 효능을 발휘하게 되는 것이다.

일상적인 하루의 생활이 지나치게 되면 몸속에는 유해 가스를 가득 머금고 지내게 되는 사람들이 거의 대부분이라고 생각된다. 이런 유해가스를 배출시키지 않고서 적체하게 되면 혈액순환과 조혈작용에 방해요인이 되며 이러한 증상이 계속 쌓이게 되면 결국에는 지방질 군을 형성하며 과산화지질을 만들게 되어 동맥경화, 뇌졸중 등 지병으로까지도 초래하게 된다.

그러나 역복식 호흡과 단전호흡을 통한 기공호흡을 매일 계속하게 되면 복부는 한층 활동적이 되어 부드럽고 움직이기에 보다 더 편안하게 되며 호흡 시에 요근을 움직여 혈행을 좋게 하기 때문에 요통증세까지도 없어지게 된다. 호흡을 점점 더 깊게 하게 되면 폐활량도 커지게 되며, 위장상태도 좋아진다.

방법은 아침에 일어나는 즉시, 실내의 환기가 가장 잘 되는 곳에서 신선한 공기를 마주 접하며 정좌의 기본자세를 취하고 역복식 호흡법으로 신선한 공기를 몸 속 가득히 들이마시고 내뱉는 동작을 반복한다. 이 기공 호흡법은 신체의 건강을 위해서 비만과 신경통 증세가 있는 피부 미용인을 위해서 반드시 필요한 것이다.

기공법으로 젊은 피부를 유지하는 예가 많다.

6. 침구 미용법

한방의 침구 미용법은 침술과 뜸법으로 경락과 혈위를 자극하여 아름다움과 젊음을 유지시키는 미용법을 말한다. 침구 미용법은 침술과 뜸을 이용해 인체의 내적인 요소를 움직여서 오장육부 각 조직기관의 기능을 조절하여 기혈의 운행을 원활히 하는데 있다. 이로써 외부로부터 사기(邪氣)의 침입을 방어하여 노쇠를 완화시키고 아름다움과 젊음을 유지시키는 일종의 미용 방법이라고 할 수 있다.

이러한 침구 미용법이 기타 미용법과 다른 점은 피부를 아름답게 할 뿐만 아니라 내장의 기능까지도 조절함으로써 근본적인 피부노화를 예방한다는 데 있다.

경락은 기혈이 운행하는 통로이다. 기혈이 경락 속에서 운행하면서 경기(經氣)를 도우고 얼굴에 영향을 미쳤을 때 얼굴의 기혈이 보양을 얻어 비로소 혈색이 돌고 자양을 받아 피부가 윤택하게 된다. 경락을 자극하는 것은 기혈이 정상적인 운행을 하도록 하는데 있다.

피부에 나타나는 각종 변화는 국부적인 변화일 뿐만 아니라 전신변화의 결과이다. 따라서 피부 건강은 전신의 조리에 중점을 두고 있는 것이다. 이른바 총체적인 미용법이라 할 수 있다.

이때 경락은 전신의 상황을 조절하는 일종의 통로역할을 한다. 피부의 건강은 곧 오장육부의 건강상태를 나타내는 거울이어서 그 치료 또한 오장육부의 기능을 활성화시켜 주는 것이 중요하다. 침구 미용법 또한 그런 이유에서 활용될 수 있다. 그러나 오장육부에 직접적인 침구술을 시술할 수는 없다.

그래서 신체 표면의 경락을 자극시키는 방법으로 시술을 하게 된다.

그리하여 음양과 기혈이 유난히 거세거나 유난히 쇠약한 것을 조절시켜서 기혈의 운행을 원활히 하고 오장육부의 기능을 정상화시키는데 중점을 둔다.

이때 일정 부위의 경락에 자극을 가하는 것은 건강에 적잖은 영향을 미친다. 특히 체질을 강화시키고 노쇠를 완화하며 젊음과 아름다움을 간직하게 하는 효과가 있다.

침술은 얼굴의 혈액순환을 촉진시키고 표피세포(表皮細胞)의 신진대사 작용을 강화하여 피부를 더욱 건강하게 하고 부드럽게 하며 희게 하는 것이다.

특히 침술은 이중조절작용을 가지고 있는 것으로 알려져 있다. 즉 피지의 과다분비로 피부가 기름 지는 것을 피하면서 또한 피지분비가 너무 적어서 빚어진 피부건조도 방지하는 것으로 나타났기 때문이다.

그 뿐만이 아니다. 침술은 근육의 탄력을 증강시키고 눈가와 눈꼬리의 주름살과 이마의 잔주름을 없애주는 효과가 있는 것으로 드러났다. 특히 기미와 주근깨, 검버섯 등을 없애주는 효능도 있다.

그것은 침술법이 경락을 소통하고 오장육부의 기혈을 조절하여 음양의 균형을 유지해 주기 때문이다.

제 5 장 기초화장

1. 기초 화장품

기초제품들

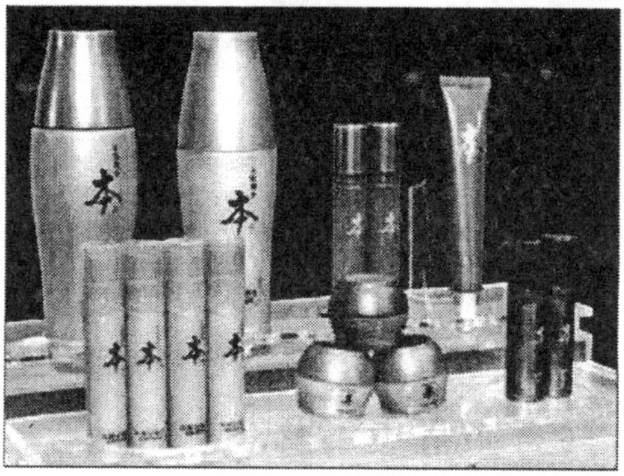

(1) 피지막

피부 표면에는 피지막이 형성되어 있다. 이 피지막은 먼지, 세균 등이 피부 속으로 침투하지 못하도록 막아 주는 역할을 한다. 그런데 세안을 하게 되면 이 피지막이 없어지게 된다. 없어졌다가 1시간 정도가 경과하면 저절로 다시 만들어진다.

만일, 피지막이 존재하지 않는다면 피부가 거칠어지고, 먼지나 박테리아 때문에 피부가 뿌옇게 변하며 염증을 일으키게 된다. 또한 보호층이 없어지면 수용성 물질이 밖으로 빠져나가는 현상이 일어나서 피부의 탄력이 없어지게 되며, 탈수 현상까지 일어날 수 있다. 이렇게 우리 피부에 없어서는 안될 피지막은 개인에 따라 만들어지는 시간이 조금씩 차이가 있다.

세안 후에 없어진 피지막을 인공적으로 만들어 주는 것이 바로 기초 화장품이다. 기초 화장품에는 스킨과 로션이 있는데, 스킨은 수분을, 로션은 유분을 공급해 주게 된다. 피부가 건조해졌을 때는 이런 습윤제를 반드시 사용해 주어야만 피부

건강을 지킬 수 있다.

(2) 화장수

화장수는 화장을 할 때 가장 기초적인 품목이다. 화장수는 피부에 수분과 유분을 공급해 주는 역할을 하며, 피부 표면을 부드럽게 만들어 준다. 화장수에는 피부를 촉촉하고 부드럽게 해 주는 스킨로션과 피부에 수축 작용을 하는 스킨 토닉인 아스트린젠트의 두 가지가 있다.

화장수를 선택할 때는 반드시 자신의 피부 타입에 따라 선택해야 한다.

집에서 제조할 수 있는 화장수로 알로에, 활체활성수, 생수 등으로 만드는 알로에 화장수, 들깻잎을 달인 즙으로 만드는 들깻잎 화장수, 묵은 생강을 이용하는 생강 화장수, 올리브유를 이용하는 올리브 화장수 등 제품이 많다.

(3) 스킨로션

얼굴에 수분과 유분을 공급해 주어서 부드러운 피부를 만들어 주는 스킨로션은 두 가지 종류가 있다. 산성과 알칼리성이 그것인데, 두 가지가 피부에 작용하는 역할은 차이가 난다.

산성 화장수는 피부의 표면을 수축시키고, 피지를 억제하는 작용을 하기 때문에 지성 피부에 적당하다. 알칼리성 화장수는 피부에 지방막을 만들어 주어 탄력을 준다. 그러므로 건성 피부에 좋다.

(4) 아스트린젠트

아스트린젠트는 알코올 함량이 많은 산성 미안수인데, 지성 피부인 사람이 사용하면 효과가 좋은 제품이다. 아스트린젠트에 들어 있는 성분 중에는 피부를 자극하거나 모세 혈관에 손상을 가져오는 경우가 있으므로 각별히 주의해서 선택해야 한다. 아스트린젠트는 산성이기 때문에 비누로 인해서 손상된 피부가 다시 산성을 회복하는 데 도움이 된다.

2. 색조 화장품

색조화장품

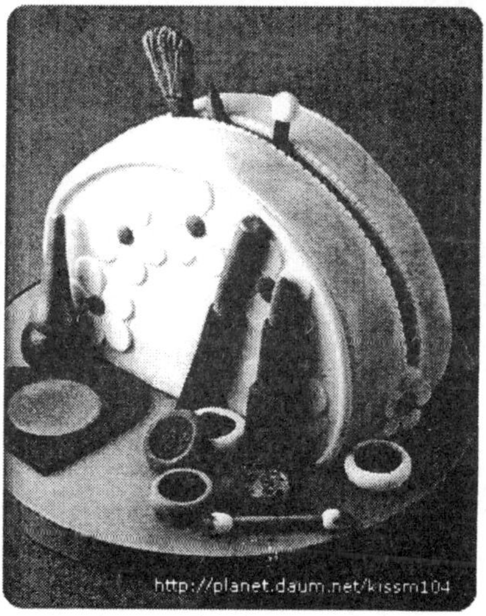

메이크업은 예술이라고 부를 수 있을 만큼 신비하다. 메이크업을 어떻게 했느냐에 따라 같은 사람도 전혀 다른 사람으로 보인다. 색조 메이크업은 한 여자를 새롭게 태어나게 하는 마술과도 같은 작업이다. 기초 화장품이 피부의 건강을 위해 필수적인 것이라면, 색조 화장품은 아름다움을 강조하기 위한 목적으로 사용된다.

색조 화장품의 주요 성분은 염료라고 할 수 있다. 색조 화장품을 선택할 때에도 피부를 생각해야 한다. 자신이 원하는 색깔의 화장품을 선택하더라고 색소가 피부를 자극한다거나 독성을 가지고 있지는 않는지 심각하게 따져봐야 한다.

(1) 파운데이션

얼굴의 기본적인 색깔을 결정해 주는 것이 파운데이션이다. 어떤 파운데이션을 선택하느냐에 따라 피부색은 물론, 피부의 결점까지도 감출 수 있다. 파운데이션의 원래 목적이 피부의 결점을 커버하는 데 있기 때문이다.

파운데이션은 수성과 유성 두 가지 타입이 있으므로 주의해서 구입해야 한다. 수성 파운데이션은 기름보다 물이 많이 포함되어 있고, 유성 파운데이션은 물보다 기름이 많이 포함되어 있다.

(2) 아이섀도우

아이섀도우는 눈에 표정을 주는 메이크업 제품이다. 더욱 크고 또렷하게 보이도록 만들어 주는 것이 바로 아이섀도의 역할이다. 꽃피는 봄에는 핑크 계열을, 낙엽 지는 가을에는 브라운 계열을 사용하는 것이 기본적인 아이샤도우 화장법이다. 자신만의 개성과 감각을 살리고 싶을 때는 과감한 색깔을 사용하기도 한다.

(3) 마스카라

마스카라는 남성들이 가장 흥미로움을 느끼는 여성 화장품으로 긴 속눈썹에 가지런히 마스카라를 바른 여성은 남자들의 시선을 집중시킨다. 눈썹이 풍성해 보이게 만들어 주고, 눈을 깊어 보이게 만드는 마스카라는 모이스처라이저에 색소를 혼합해서 만든 제품이다.

흑백텔레비전을 보던 시절의 여자 탤런트들이 감격의 눈물을 흘릴 때 검은 물이 줄줄 흘러내리곤 했다. 그러나 요즘은 그런 장면을 전혀 볼 수 없다. 그만큼 마스카라의 품질이 좋아졌기 때문이다. 방수 마스카라는 아크릴산염이 첨가되어서 물과 눈물에도 지워지지 않도록 개발된 제품이다.

얼굴 중에서 민감한 부위인 눈에 사용하는 제품이라서 방부제를 적게 넣기 때문에 마스카라는 쉽게 변질될 우려가 있다.

(4) 립스틱

여자의 분위기는 입술 색깔로 결정된다고 해도 지나침이 없다. 립스틱을 어떻게 발랐느냐에 따라 아주 매력적인 여자가 되기도 하고, 아주 청순한 여자가 되기도 한다. 자신의 분위기에 어울리는 립스틱의 선택이 중요하다고 할 수 있다.

립스틱은 왁스 기초제에 염료와 색소를 용해시킨 후 향을 첨가한 것이다. 립스틱에는 색소와 착색제가 포함되어 있으며, 자외선으로부터 노출되기 쉬운 입술을 지켜 주는 역할을 한다.

입술은 다른 부위에 비해 각질층이 매우 얇다. 기름샘이 거의 없기 때문에 쉽게 건조해지므로 적절한 립스틱 사용으로 입술을 보호하도록 한다.

(5) 파우더

파우더는 분말 형태의 둥근 화장품으로 피부를 깨끗하고 보송보송하게 만들어 주는 역할을 한다. 파운데이션을 사용한 후에 파우더로 마무리하면 번들거림이 없어지는 것이다.

3. 화장품 바르는 순서

여자는 매일 화장품을 바른다. 로션만 바르건, 화운데이션까지 바르건 화장품을 사용하는 것은 거의 모든 여성이 예외가 없다. 그러나 화장품은 순서에 따라 정성껏 발라야 얼굴에 잘 스며든다. 대개는 잘 알아서 하고 있지만 어떤 사람들은 하도 화장품 종류가 많아서 헷갈린다고 호소하기도 한다. 어떤 순서로 화장품을 바르는 것이 좋은가? 화장품 회사에 따라 약간씩 다르긴 해도 보통은 다음과 같이 사용하는 것이 무난하다.

우선 세안 후 스킨토너를 솜에 묻혀 눈 주위를 제외한 얼굴 전체를 닦는다. 스킨토너는 세안 후 남은 찌꺼기를 닦아준다. 그다음 세럼(에센스 종류)을 얼굴 전체에 두들기듯 펴 바른다. 에센스 후에는 아이크림을 바르는 데 낮에는 젤 타입의 아이크림이 좋고, 밤에는 크림 타입의 아이크림이 좋다. 그 다음에 모이스처라이저 혹은 영양크림을 바르는 사람이 많은데 영양크림은 낮에 바르면 번들거리기 쉬우므로 밤에만 바르고 낮에는 피하는 것이 좋다.

에센스와 아이크림 다음에 선블럭 로션을 가볍게 펴서 바른다. 선블럭은 SPF 15 정도가 무난하다. 15이상의 선블럭 로션은 예민한 피부에 트러블을 일으킬 수도 있다. 그 다음에 메이크업 베이스를 바르는 데 메이크업 베이스와 선블럭 로션을 겸한 제품은 그것 한가지로도 충분하다. 메이크업 베이스를 살짝 바른 후 트윈 케익이나 파운데이션을 바른다. 지성 피부에는 괜찮으나 건성 피부인 사람은 파우더를 바르지 않는 것이 좋다. 파우더는 반드시 스펀지를 사용해 가볍게 두드리듯 바른다.

이제는 색채 화장을 할 순서. 색채 화장은 위에서부터 아래로 하면 된다. 먼저 눈썹을 그리고 눈두덩에 섀도우를 펴 바른 후 아이라인을 그리고 마스카라를 바른다. 그 다음 볼 터치를 하고 립스틱을 바르면 끝. 섀도우와 립스틱은 센스를 보이는 것이 좋다. 잊지 말 것은 얼굴과 목이 화장으로 구분되지 않도록 목까지 파우더를 살짝 발라주는 일이다.

4. 화장 고치기

화장을 하는 여성들은 공통된 고민을 알고 있다. 아침에는 깨끗한 얼굴이 점심시간을 고비로 화장이 번지거나 번들거리고 잔주름이 드러나는 등 지친 기색이 역력해지는 것이다.

이것은 피부가 속 상태를 겉으로 드러내어 말하는 것이다. 아침에 한 화장을 하루 종일 그대로 두면 피부는 질식을 하고 만다. 처음 2~3시간 정도는 화장품 사이로 산소가 공급되지만 시간이 지날수록 땀구멍이 막히고 지성 피부는 오일이 나와 번들거리기 시작한다. 특히 눈 주위가 더 피곤해 보이고 때로 충혈도 되는 이유는 속눈썹 사이의 모닝을 통해 오일이 나오기 때문이다. 건성 피부의 경우는 화장품이 피부 자체의 유분과 수분마저 다 빨아들이므로 잔주름이 더 강하게 드러나 보인다.

그러므로 아무리 바쁘더라도 점심식사 후에는 눈 화장을 제외한 다른 부분의 화장을 깨끗하게 고치는 것이 좋다. 클렌징을 제대로 하고 새로 화장하면 좋겠지만 화장도구를 다 들고 다닐 수도 없고 화장실에서 화장하기란 쉽지 않으므로 고치기만이라도 한다. 지성피부는 티슈를 얼굴에 대고 꼼꼼하게 눌러 오일을 말끔히 닦아낸다. 그 위에 콤팩트나 파우더를 스펀지로 다시 한번 발라준 후 눈 화장과 립스틱을 정리한다. 건성 피부의 경우는 영양크림을 살짝 덧바르고 화장을 해주어도 괜찮다.

"화장이 피부를 숨 못 쉬게 하니 화장을 아예 하지 않는 게 좋지 않느냐?"고 묻는 사람이 있을 것이다. 대답은 절대 노(No). 화장으로 피부가 좀 힘들더라도 맨 얼굴로 다니는 것보다는 낫다. 화장 안하고 외출하는 것은 심하게 표현해 맨몸으로 숲 속을 다니는 것과 같다. 옷을 벗고 다니면 나무와 잡초에 긁혀 상처투성이가 되듯이 얼굴도 메이크업이란 보호 없이 다니면 공해와 자외선, 에어컨 등에 노출돼 쉽게 상한다. 또 화장을 하지 않으면 얼굴에 쉽게 손이 올라가 여드름이나 피부 트러블이 악화되기도 한다. 따라서 여드름이 많이 나는 피부도 가벼운 화장을 하는 것이 좋다. 화장이란 누구에게 예뻐 보이기만을 위해 하는 것이 아니고 피부를 보호하기 위해서, 또한 상대방에 대한 예의로 하는 것이다.

5. 과일 화장

천연화장품

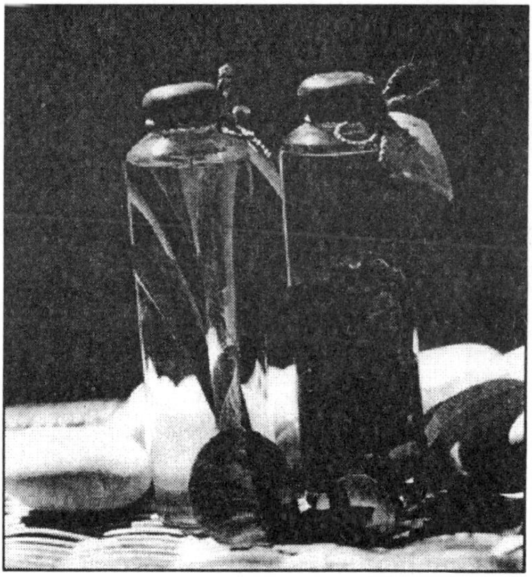

요즘은 모든 것이'자연'을 강조한다. 자연화장품, 자연미용, 자연미인….

사실 자연의 것만으로 아름다운 피부와 화장을 마칠 수 있다면 그처럼 좋은 일은 없을 것이다. 우리가 사용하는 거의 모든 화장품은 화학물질과 인공 향을 주재료로 만들어지므로 화장품을 남용하거나 질 나쁜 화장품을 쓸 경우 피부가 심각한 손상을 입게 된다.

자연화장품을 직접 만들어 쓰는 것은 번거롭긴 하지만 어려운 일은 아니다. 피부가 민감한 사람은 조금만 정성을 기울이면 부작용 없는 자연 화장수를 만들어 쓸 수 있다.

특히 즙이 많은 과일은 완벽한 스킨 화장수가 될 수 있다. 우리가 자주 먹는 과일로 피부에 윤기를 주는 화장수 만드는 법을 소개한다.

딸기(50g), 체리(50g)를 꼭지를 떼어 깨끗이 씻고 사과(50g)는 껍질을 벗겨 잘게 썬다. 신선한 오렌지에서 바로 짜낸 즙 50cc와 딸기, 체리, 사과를 모두 믹서에 넣고 저속으로 1분, 고속으로 1분 돌린다. 이 혼합액을 고운 가제에 싸서 꼭 짜 맑은 즙만 걸러낸다.

이 과일화장수를 세안 후 퍼프에 적셔 얼굴에 가볍게 두드려준 후 잠시 기다렸다가 맑은 물로 깨끗이 헹군다.

과일화장수는 즉석에서 만들어 써야 하며 하루 이틀은 보관해도 좋지만 오래 두고 써서는 안 된다. 또 반드시 위의 네 가지 과일을 섞어야 되는 것은 아니고 집에 있는 한두 가지라도 사용할 수 있다. 특히 딸기나 체리 등 색이 강한 것은 빼도 되고 양을 적게 넣어도 상관없다.

더 효과적인 것은 이 과일즙을 많이 내어 한잔은 마시고 한잔은 피부에 바르는 것이다.

야채로도 화장수를 만들 수 있는데 신선한 야채즙은 기미와 주근깨 예방에 아주 좋다.

모두 비슷한 양의 오이와 양상추잎(녹색부분), 레몬주스, 토

천연화장품제조

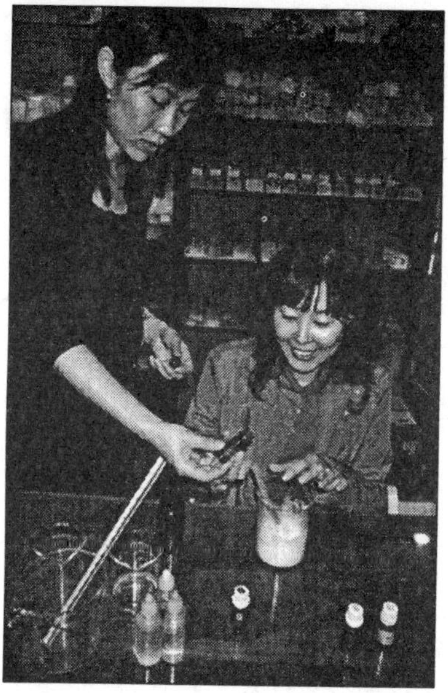

마토의 껍질을 벗기고 잘게 썰어 주서에 넣고 즙을 짜낸다. 블랜더나 믹서에서 갈아 고운 보자기에 싸서 짜도 된다. 사용법은 과일화장수와 거의 같다. 바르고 10분 정도 있다가 깨끗이 헹구면 표백효과도 있다. 이것 역시 오래 보관해서는 안 된다.

이외에도 과일로 마스크 팩을 만들어 피부에 자연적인 영양을 공급해줄 수 있다. 특별한 방법이 필요한 것은 아니다. 여러 과일의 신선한 부분을 잘게 썰고 요구르트, 꿀, 오트밀 등과 섞어 믹서에 갈고 얼굴과 목에 바른 후 20분 가량 있다가 미지근한 물로 씻어내면 된다. 바나나와 우유, 요구르트, 꿀을 섞기도 하고, 사과를 강판에 갈아 오트밀 가루와 섞어도 좋으며 오렌지 즙을 율무가루, 꿀과 섞어 발라도 좋다.

6. 영구화장

잘하면 너무 좋고, 잘 못하면 거울 볼 때마다 후회하는 것이 영구화장이다. 과거에는 나이 들어 돋보기를 쓰게 된 노인들이 눈썹과 아이라인을 그리기 힘들게 됐을 때 영구화장을 하곤 했으나 요즘은 젊은 여성들이 더 많이 시술하러 찾아온다. 이런 분들은 대개 너무 바빠 아침에 시간을 들려 화장하기 힘든 사람이다. 또 평소 화장 솜씨가 썩 훌륭하지 않아 눈썹을 잘 못 다듬거나 아이라인을 잘 못 그리는 여성에게도 추천할 만하다.

일단 영구화장을 해 놓으면 아침에 그 위에 가볍게 터치만 하면 되고 낮에 땀을 많이 흘리거나 수영장에서도 지워지지 않는다. 또 눈썹이 너무 흐리거나 흉터가 있는 사람, 눈 알레르기가 있어 화장하기 어려운 사람에게도 영구화장은 좋은 해결책이다.

영구화장은 눈썹과 아이라인, 입술라인에 주로 하는데 화장을 지운 맨 얼굴도 자연스럽게 보이도록 선을 정리해 그려주는 것이 목적이므로 너무 진하게 하지 않는 것이 좋다.

흔히들 '영구화장(permanent makeup)' 하면 '문신(tattoo)'과 같은 것으로 생각하지만 사실은 매우 다르다. 문신은 피부의 표피뿐 아니라 진피와 때로 피하조직가지 건드리므로 나중에 지우기고 힘들고, 잘못해서 모세혈관을 통해 약이 침투하면 피부에 이상이 생길 수도 있다. 색이 진하고 파래지며 오래되어도 변화가 없는 것은 문신을 한 것이다.

영구화장은 식물성 색소로 표피만 터치하면서 색소를 침투시키는 화장법으로 시술도중 피가 나오지 않고 색깔이 자연스러운 것이 특징이다. 한번에 2회 정도 시술하는 것이 보통이고 2~3년 지나면 색이 흐려져 다시 해야 하는 일도 있다. 그러나 시술이 안전하고 30분 정도밖에 안 걸리며 하고 난 후에도 며칠 조심하면 부작용 없이 자연스럽게 화장한 효과를 낼 수 있다.

영구화장시에는 시술 테크닉과 디자인이 똑같이 중요하므로 반드시 전문가를 찾을 것을 권하고 싶다. 기술만 배워서 하게 되면 얼굴 전체의 미적 감각과 균형을 맞춰 디자인하기 힘들고, 또 디자인이 좋다고 해도 테크닉에 문제가 있으면 색이 진해지거나 옅어지는 등 손놀림과 경험이 매우 중요하기 때문이다.

요즘은 잘못된 영구화장이나 문신을 지우려고 찾아오는 사람도 많다. 반드시 알아야 할 것은 지우는 것은 미용성형외과에서 레이저 전문담당자에게 맡겨야 한다는 것이다. 전문가가 지울 경우 깨끗하게 지우고 흉터도 생기지 않지만 영구화장업소에서 지울 경우 다 지우지 못하거나 흉터가 남는 경우를 종종 보게 되기 때문이다.

7. 선블록 크림을 귀에도

햇빛이 따가운 여름은 일년 중 피부가 가장 조심해야 하는 계절이며 가장 중요한 화장품은 자외선을 차단해 주는 선블록 크림이다.

선블록 크림은 자외선 차단 지수를 SPF(sunscreen

protection factor)으로 표시하는데 보통 가장 많이 쓰이는 것이 SPF 15~20이다. 흔히 SPF의 숫자가 높을수록 피부를 더 많이 보호할 수 있다고 생각하여 SPF 30을 사용하기도 하지만 이것은 차단효과가 높다기보다는 차단 시간이 더 긴 것뿐이다.

즉 강렬한 햇빛에 노출됐을 때 SPF 15는 3~4시간에 한번씩 발라줘야 하지만 SPF 30은 5시간마다 한번씩 발라도 괜찮다는 것이다. 따라서 SPF 15를 자주 바르면 30을 쓰는 것과 마찬가지 효과를 볼 수 있다.

전문가들은 SPF 30보다 15~20을 사용하도록 권하고 있는데 그 이유는 30은 아무래도 화학물질이 많이 첨가돼 예민한 피부에는 부담을 주기 때문이다.

피부 각질이 두꺼운 사람은 상관없지만 민감성 피부에는 트러블이 생길 수 있으므로 SPF 15 정도를 사용하는 것이 좋다.

선블록 크림은 세안후 스킨 로션과 아이크림, 영양크림을 바른 후 그 위에 덧바른다. 그 다음에 메이크업 베이스, 파운데이션의 순서로 화장을 마무리해야 최대한 효과를 볼 수 있다.

한 가지 중요한 것은 얼굴에만 바르지 말고 목과 귀에도 발라주라는 것. 목과 귀는 얼굴보다 노화가 잘 오고 주름이 많이 생기는 부분인데 사람들은 보통 얼굴에만 신경을 쓰고 목과 귀에는 무심하기 마련이다.

귀는 피부가 얇고 주름이 생기기 쉬워 귀가 햇볕에 자주 그을리면 빨리 노화현상을 일으키므로 특히 골프를 많이 치는 사람들은 반드시 귀에도 선블록 크림을 발라주어야 한다.

얼굴 외에도 여름에는 목과 팔에도 선블록 로션을 바르는 것이 피부 보호에 좋다. 특히 옥외 수영장에서는 물에 자꾸 씻기므로 더 자주 발라야 한다. 이것은 아이들도 마찬가지다. 어릴 때 햇빛에 많이 노출된 사람이 성인이 된 후 피부가 햇빛에 더욱 민감해진다는 연구 결과가 있다.

8. 허브 필(Herb Peel)

요즘 한인여성들 사이에 '허브 필'이 큰 인기를 끌고 있다.

독일 회사가 개발한 '에스모 필(Asmo Peel)'이라는 이름의 이 허브 필은 글자 그대로 약초를 사용한 100% 천연 식물성 각질제거제로 부작용이 전혀 없고 단 한번 시술로 효과가 만점이라 찾아오는 사람들이 갈수록 늘고 있다.

사실 그동안 미용업계에 소개된 필링 시스템의 종류가 레이저, 크리스털, 화장품, 케미컬 필 등 수없이 많지만 전문가의 입장에서, 또 개인적인 경험으로 허브 필이 가장 좋다고 생각한다. 레이저 필은 훨씬 비싼데다 한동안 붕대를 싸매고 있어야 하는 불편이 있고, 반면 크리스털 필은 금방 화장하고 다닐 수 있지만 효과 면에서 크리스털 필 10번 할 것이 허브 필 한 번으로 끝나기 때문이다.

허브 필로 노화된 각질이 다 벗겨지고 나면 여드름 자국이나 주근깨, 잡티 등이 없어지는 것은 물론 땀구멍도 몰라보게 작아지고 피부가 아기처럼 깨끗하고 투명해지기 때문에 이제껏 시술한 사람들마다 크게 만족하는 모습을 볼 수 있었다.

허브 필의 불편한 점은 5일 동안 세수를 못한다는 점이다. 약을 바르고 얼마간은 피부가 옥죄는 느낌으로 당기며 들뜨기 시작, 나중에는 온통 허물이 일어나고 보기 흉하지만 5일째 시술자가 깨끗이 벗겨내면 삶은 계란껍질 벗겨 놓은 것처럼 매끈한 새 피부가 나온다.

그 원리는 굳어있는 땅을 일궈주는 것과 같다. 피부 밑 피하조직을 매만져 산소를 공급해주고, 여드름을 일으키는 지방 노폐물과 모낭진드기를 다 죽여 솟아올라오게 하는 것이므로 땀구멍까지 줄어드는 것이다.

그러나 허브 필은 스킨케어 라이센스를 가졌다고 아무나 시술할 수는 없고 제조회사에서 실시하는 전문교육을 받은 사람만이 시술할 수 있다. 벗기는 과정보다 새 피부의 재생이 중요하기 때문인데, 각질이 다 일어나지 않은 상태에서 허물을 벗겨 내거나 벗긴 후에도 뒷관리를 잘못하면 전보다 나쁜 결과를 초래할 수도 있다. 또한 피부에 따라 다르므로 사전에 충분한 상담이 필요하다.

9. 얼굴 피부의 보호

안면 피부를 아름답게 하고 보호하려면 마사지법을 적용해 볼 필요가 있다. 마사지를 하기 전에 깨끗한 크림을 얼굴에 엷게 바르고 따뜻한 물에 적신 타월을 덮어 모공이 열리게 한다. 이렇게 2~3회 타월을 갈아 덮은 다음 마사지 방향에 따라 크림을 깨끗이 닦는다.

마사지할 때 우선 얼굴에 마사지 크림을 약간 바르고 콧등을 중심으로 사방으로 나가면서 마사지를 한다. 마사지를 할 때 손가락에도 마사지 크림을 약간 발라야 마사지를 쉽게 할 수 있다.

마사지가 끝난 후 따뜻한 물에 적신 타월로 얼굴을 덮고 마사지 방향으로 천천히 마사지크림을 닦는다. 마지막으로 영양크림을 바른다.

눈 주위에는 잔주름이 쉽게 생긴다. 잔주름을 없애려면 계란 흰자위를 잔주름에 바르며 그것이 마른 다음 다시 바른다. 이렇게 반복하여 3~4회 바른다. 이때 눈 주의의 살을 움직이지 말아야 하며 이런 마사지를 자주 하면 새로 생기는 잔주름을 없앨 수 있다.

10. 화장독

화장독은 접촉 피부염의 대표적인 것이다. 미용을 목적으로 매우 많은 종류의 화장품이 만들어지고 있다. 화장한 피부는 장시간에 걸쳐 화장품과 접촉하고 있으므로 극히 미량 함유되어 있는 자극물이라도 서서히 흡수되어 피부에 장애를 일으키게 된다. 피부 거칠음, 가려움의 출현은 피부 장애의 위험 신호라고 할 수 있다.

피부 자체에 있어서 화장품은 불필요한 것이라고 할 수 있으나 미용만이 목적이 아니고 강한 자외선에 대한 피부 방어, 계절 변동에 의한 피부 대응의 목적으로써 화장품은 필수품이라고 할 수 있을 것이다. 그러나 화장품에 함유되어 있는 색소, 계면활성제, 방부제 등은 피부에 자극물질이 되고 화장을 한 피부에 습진을 만든다. 화장독은 비 알레르기성 습진에 속하는 경향이 있으나 자세히 조사해 보면 여러 가지 알레르겐을 찾아낼 수 있다.

화장을 중단하면 피부가 거칠어지는 경우가 있다. 이것은 오랜 화장으로 인해 피부 자체의 기름을 만드는 기능이 억제되었기 때문이다. 이 상태를 원래대로 되돌리기 위해서는 오랜 시간이 필요하지만 서서히 회복된다.

제 6 장 얼굴 감상

1. 인상학에서 본 얼굴의 모습

해가 뜨면 지게 마련이듯 건강도 영원한 것이 아니며, 지금 당장 겉으로는 건강해 보이더라고 실제로는 그렇지 않은 경우도 드물지 않게 찾아볼 수 있다.

인상학에서는 인상을 살필 때 나무랄 데 없이 좋은 인상으로 8대 8소를 꼽는다.

① 눈이 크고 광채가 있으면 좋다. 그렇지만 눈이 작아도 가늘고 길면 좋다.

② 코가 크고 연수가 높으면 좋다. 그렇지만 코는 작아도 연수가 높으면 좋다.

③ 입이 크고 끝이 위로 향해 있으면 좋다. 그렇지만 입은 작아도 붉고 윤택하면 좋다.

④ 귀가 크고 윤곽이 뚜렷하면 좋다. 그렇지만 귀는 작아도 단단하고 윤택이 있으면 좋다.

⑤ 머리는 크고 이마가 솟아 있으면 좋다. 그렇지만 머리는 작아도 골이 반듯하면 좋다.

⑥ 얼굴이 크고 윤곽이 분명하면 좋다. 그렇지만 얼굴은 작아도 위엄이 있으면 좋다.

⑦ 몸이 크고 상체가 길면 좋다. 그렇지만 몸이 작아도 단

정하면 좋다.

⑧ 목소리가 크고 맑으면 좋다. 그렇지만 목소리는 작아도 맑으면 좋다.

얼굴은 그 사람의 간판이다. 그 사람의 건강의 정도는 물론이고 그 사람의 감정과 심리적 상태를 다 확인할 수 있다. 그러므로 얼굴관리에 신경을 쓰는 것은 얼굴이 예뻐지기만을 위한 것은 아니다. 그 사람의 내적상태의 흠을 가지고 모든 사람에게 나쁜 감정을 주지 않게 하기 위한 인간의 노력인 것이다.

그래서 인간의 성공과 실패, 행복과 불행이 얼굴에 달렸다고 하면서 관상을 보아주는 사람이 있는가 하면, 심지어 어느 성형외과의는 관상을 바꾸어야 성공한다는 주장까지 하여 관심을 끌고 있다.

그러나 그렇게 관상이나 얼굴의 틀까지 바꾸지는 않아도 얼굴의 주근깨나 검은 기미, 여드름을 없애고 얼굴의 혈색 정도는 개선할 필요는 있다.

2. 얼굴을 아름답게 하는 명상법

(1) 눈을 살며시 감고 천천히 호흡을 행한다. 그리고 코로만 숨을 들이마시고 내쉬어야 한다. 또 숨을

들이마실 때와 내쉴 때는 극한에 이르도록 한다.

이렇게 반복 3회를 행하면 머리가 한결 가벼워지게 된다. 모든 의식을 숨을 들이마시는 것과 내쉬는 일에 집중하고 잡념을 버려야 한다. 아무 생각도 하지 않는다. 이렇게 행하고 나면 마음이 홀가분해지고 희열의 느낌이 있게 될 것이다.

(2) 배꼽 밑 부분을 안으로 수축하고 항문 또한 수축한다. 아랫배도 안으로 수축시킨다. 어깨의 힘을 풀고 나서 숨을 극한까지 내쉰 뒤 서서히 들이마신다.

이 같은 동작을 반복적으로 행한다. 마음이 우울하거나 좋지 않을 때 늘 시행하면 효과가 좋다. 한번 행할 때 소요되는 시간은 20~30분 정도가 적당하다. 이 호흡법은 목욕을 할 때도 행할 수가 있다.

3. 얼굴색의 개선법

얼굴의 색을 말하라면 얼굴의 기본색이 있고 때로는 붉어지거나, 누레지거나, 검어지거나, 파래지거나 그리고 하얘지거나 한다고 말할 수 있다.

이런 색깔을 개선하기를 원하면서도 모르기 때문에 개선을 못하고 사는 사람들이 많다. 특히 많은 사람들 앞에서 말을 많이 하는 사람은 얼굴색이 분위기를 많이 좌우하기 때문에 얼굴색을 개선하는 것이 중요하다.

얼굴색이 붉은 것은 신장에 문제가 있기 때문이다. 특히 양볼이 유달리 팽팽하면서 붉은 것은 신장이 약한 증상이다. 이런 사람은 발을 소금물에 담가서 발과 다리의 독을 빼줌으로 신장에 부담을 주지 않도록 하는 것이 좋다. 발을 사혈시키든지 발을 소금물에 담그는 것이 얼굴의 붉은 색을 없애는 방법이다. 그리고 물에 식초나 구연산을 조금씩 타서 마시는 것도 중요하다.

얼굴이 검어지는 것은 간장이 담즙 생산을 제대로 못해 주기 때문에 혈액이 변질되어 색깔이 검어지는 것이다. 얼굴이 검어진 이유는 혈액이 진하기 때문이다. 그러므로 위세척을 해주고 물을 많이 마시되 쓴 채소를 많이 먹어야 한다. 쑥이나 케일이나 씀바귀나 웅담이나 영지를 달여서 많이 마시면, 담즙이 보완되면서 간의 역할을 쉬게 하고 간을 보호하기 때문에 건강의 허약증도 해결되거니와 얼굴의 색깔도 제대로 회복되는 것이다.

얼굴이 파래지는 것은 몸에 산소가 부족하여 일어나는 현상이다. 폐가 약하거나 몸에 수분이 부족해서 산소를 끌어들이는 작용이 제대로 되지 않아 나타나는 증상이다. 그러므로 위세척을 하고 물을 많이 마셔서 몸의 수분을 정상적으로 채워줌으로써 건강도 회복되면서 얼굴의 색도 정상으로 되는 것이다.

그리고 얼굴이 하애지는 것은 몸이 너무 냉하기 때문에 몸에 필요한 열이 모자라서 생기는 증상이다. 그러므로 역시 수분을 넉넉히 흡수하여 몸의 열 순환을 제대로 시켜주어야 하는데, 물을 마시는 과정에서 몸의 열이 너무 냉하면 더운 엽차를 마시면서 생수를 마시는 것이 바람직하고 생수는 꼭 소금을 약간 타서 마셔야 한다. 얼굴이 하얘지는 사람은 삼림욕을 많이 해야 하는데 삼림욕을 하되 물을 많이 마시면서 해야 한다.

4. 부기 제거법

부인들에게서 가끔 볼 수 있는 현상이 부기다. 얼굴이 부었다는 것은 부인들에게는 여간 고민거리가 아니다. 물을 마시면 얼굴이 붓는다는 말도 많이 듣는다. 그것도 잘 알지 못하기 때문에 생기는 현상이다.

얼굴의 부기는 발의 순환과 직결되어 있다. 다리나 발이 붓거나 발에 무좀이 성하면 얼굴은 자연 붓는다. 왜냐하면 발이나 다리가 부으면 체액의 순환이 제대로 되지 않으므로 물을 많이 마셨을 때 얼굴이 붓게 되는 것이다. 물론 신장이 제 역할을 못하는 것도 원인이다. 그러므로 얼굴이 부으면 발을 소금물에 담가 발에서 독소를 제거하도록 하는 것이 좋다. 그리고 욕조에 소금을 한 바가지 넣은 후에 몸을 담그고 목욕을 하거나 아니면 사우나탕에 가서 물로 샤워를 한 다음 소금으로 마사지하고 10여 분 땀을 빼면 몸 안의 부기가 빠지게 되는 것도 실험해 보면 좋다.

발과 손가락을 머리에서 사혈을 시키는 것도 한 방법임을 알아두자.

다리나 얼굴에 부기가 자주 생기는 사람은 피부가 약하고 얼굴에 무엇인가 많이 생기기 쉽다. 몸 안에 열이 조금만 많아도 얼굴에 무엇이 나고, 어떤 때는 조금만 짜게 먹어도 얼굴이나 몸에 돋는 경우가 있다.

그러므로 몸에 부기가 없도록 관리하는 것이 피부 관리를 잘하는 것이다. 부기가 쌓이면 몸 안에 독소가 많아지고 또 순환이 안 된다는 신호임을 알아야 하며, 자주 사우나를 하면서 소금으로 마사지 해주고 또 물에 식초를 타서 자주 마시는 것이 치료방법이다.

그리고 발가락이나 손가락에서 사혈시킴으로써 혈액이나 체액의 순환을 강화시키는 것이 필요하다.

5. 포진을 치료

입술에 난 포진을 치료하는데 모든 종류의 차를 이용할 수 있으나 가장 좋은 것은 녹차다. 차를 끓여 식힌 후 포진부위에 바르는 데 보다 간편한 방법은 끓는 물에 차 봉지를 잠시 담갔다가 식혀서 입술에 대고 몇 분 동안 찜질하는 것이다. 이렇게 4~5일 동안 치료하면 포진이 없어진다. 그러나 차가 어떻게 치료 작용을 하는지는 아직 밝혀지지 않고 있다.

6. 얼굴과 내장관계

얼굴의 피부는 주로 위장과 심장이 관장한다. 피부는 우리 몸속의 오장육부를 반영하는 거울이라고 하였다. 그 중에서도 얼굴은 오장육부와 직접적으로 연결되어 있을 뿐만 아니라 몸속의 상태가 가장 민감하게 표현되는 부분이라 할 수 있다. 이처럼 우리가 가장 큰 관심을 가지고 있는 얼굴을 주관하는 장기는 위장이다. 폐는 호흡작용을 통해 전반적인 피부를 관리하지만 그 중에서도 얼굴은 위장이 관리를 한다. 그 이유는 위장에 분포되어 있는 혈관이 대부분 얼굴과 연결되어 있기 때문이다.

이처럼 위장의 기운은 곧바로 얼굴에 전달되기 때문에 위장에 들어가는 음식이 어떤 종류인가에 따라 얼굴로 올라가는 피의 맑고 혼탁함이 결정된다. 맑고 깨끗한 피가 얼굴로 올라가면 얼굴도 맑고 깨끗해지며, 탁한 피가 얼굴로 올라가면 얼굴 역시 탁하게 되는 것이다.

이처럼 우리가 먹는 음식은 얼굴의 피부상태와 직접적인 연관을 갖는다. 따라서 피를 맑게 해 주는 음식, 즉 채소, 과일, 곡식 등과 같은 식물성 식품을 많이 먹는 것이 피부는 물론 우리 몸에도 좋다.

이러한 위장의 기능을 생각할 때 분리할 수 없는 장기가 하나 더 있는데 그것은 바로 심장이다. 위장에서 소화불량이 생기면 심장도 불편을 느끼게 되는데 심한 급체로 위장이 꽉 막혀 버렸을 때 심장에 마비가 오는 것은 바로 이들 두 장기의 관계 때문이다.

얼굴은 늘 적당하게 따뜻한 온도를 유지하는 것이 바람직하며 항상 노출되어 있는 것이기 때문에 다른 어느 부위보다도 혈액순환이 잘 되어야 한다. 시간이 있을 때마다 손바닥을 마주 비벼 따뜻해지면 그 손으로 얼굴을 문질러 주라. 자연 얼굴은 따뜻해지고 혈액순환이 왕성해진다. 따라서 손은 항상 얼굴 가까이에 두고 수시로 마찰을 해 주는 것이 얼굴의 피부를 건강하게 만드는 비결 중의 하나이다.

얼굴의 주름살을 예방하고 없애는 안면 마찰법이 있다. 이 방법은 한 손을 한껏 벌려 얼굴을 덮은 뒤 약간의 힘을 가하여 볼 뼈에서 턱과 목까지 훑어 내린다. 목까지 쓰다듬어 내려올 때는 턱을 충분히 위로 올려 힘차게 마찰을 가한다. 양손을 교대로 사용하여 매일 36번씩 마찰하면 확실한 효과를 볼 수 있을 것이다.

7. 얼굴 버짐

얼굴의 버짐은 얼굴에 돈짝만한 반점이 생기며 살갗이 하얗게 거스름이 일어나 살갗이 부풀어가는 것 같다. 영양실조와 내장기관의 악화를 말하는 증상이다.

버짐을 위한 민간요법은 다음과 같다.

(1) 애기똥풀을 진하게 달여서 피부의 상처를 씻고 바

른다.

(2) 대황의 뿌리를 강판에 갈아서 작은 술잔에 붓고 한 방울 정도의 식초를 섞어서 환부에 자주 발라주면 진물이 나던 수종도 깨끗이 말라서 쉽게 낫는다.

(3) 등겨를 기름을 내서 1일에 3~4회씩 계속 환부에 발라주면 좋은 효과가 있다.

(4) 질이 좋은 먹(참먹)을 갈아서 먹물을 버짐이나 백선에 바르면 신기한 효과가 있다.

제 7 장 피부건강과 미용

1. 피부는 건강의 거울

사람의 피부는 외부환경에 따라 반응이 각각 다르다. 옻나무를 만지기만 해도 두드러기가 발생하는 사람이 있는가 하면 전혀 이상현상이 나타나지 않는 사람도 있다.

또한 페인트 혹은 일부 식물과 접촉을 하기만 하면 피부에 두드러기 또는 습진이 나타나는 사람이 있다. 이런 사람은 확실히 과민성 체질을 타고난 경우이다. 이것은 피부가 두텁고 얇은 것과는 아무런 상관이 없다.

사람의 피부는 내부 및 외부의 조건에 따른 반응이 예민하다. 만일 황달에 걸리면 피부가 즉시 노래지고 신장 또는 간장에 질병이 있으면 피부는 즉시 검어진다. 또 영양이 충분할 때는 피부가 엷은 홍색을 띠게 되는데 이때는 기색이 좋다고 표현될 수 있다. 또한 영양이 불량하거나 피로하면 피부가 창백해지면서 핏기가 없어지게 된다.

이처럼 피부는 신체의 상황을 가장 잘 나타내주는 거울과도 같다. 피부는 신체를 덮고 있는 외투이지만 사실 인체 내부에 대하여는 상상을 초월한 기능을 담당하고 있다. 체내의 노폐물을 땀으로 배출시키고 체온을 조절하기도 한다. 또 피부는 피하지방의 저장고이며 비타민 D의 생성을 촉진시키는 작용도 한다.

만약 이 민감함 부위에 검버섯이나 주근깨 또는 주름살이 나이에 비해 젊은 시기에 나타나면 체질과 연령으로 빚어진 것이라 여기며 그냥 두어서는 안 된다. 사실상 이 경우는 신체의 장애로 인해 빚어진 검버섯이나 주근깨, 그리고 주름살일 가능성이 더 크기 때문이다. 원인을 찾아서 대처해야 한다.

피부의 아름다움은 옥석처럼 다듬기만 하면 되는 것이 아니다. 이는 반드시 안과 밖의 신체 건강과 피부에 대한 자양이 있어야만 피부의 아름다움을 간직할 수 있다. 즉 내부 환경 조건과 외부 요인을 찾아서 충족시켜 주어야 한다.

2. 얼굴의 노화 현상

같은 사람의 똑같은 피부인데도 얼굴과 신체의 노화과정은 판이한 차이점을 보인다. 얼굴은 신체의 어떤 부위보다도 쉽게 노화가 되는 경향이 있다. 그 이유는 얼굴이 각종 외부의 자극을 가장 많이 받기 때문이다.

이러한 자극에는 정신적인 자극뿐만이 아니라 더위나 추위 등의 자극도 포함된다. 아라비아 지역의 여인들이 차도르로 얼굴을 가리고 다니는 것을 제외하고는 대부분의 사람들 얼굴은 언제나 외부에 노출돼 있다.

혹한의 남극대륙을 가든지, 무더운 사막에 가든지 얼굴은 거의 노출돼 있다. 설사 이 같은 극단적인 지역이 아닐지라도 햇볕이나 춥고 더운 공기는 역시 얼굴에 직접적인 자극을 주게 된다. 누구나가 한번쯤은 바깥에 나갔을 때 공기 중의 아황산을 비롯한 각종 유해물질 또는 먼지가 얼굴에 달라붙는 것을 쉽게 체험해 보았을 것이다.

얼굴은 항상 특별한 운동을 하는 부위이다. 식사나 말하는 것, 울고 웃으며 재채기 하는 것 등 모두가 얼굴 근육을 움직이게 한다.

따라서 자극을 항상 받게 되는 얼굴은 신체의 어느 부위보다 빠르게 노화되고 쇠퇴해진다.

심한 경우 20세를 넘긴 지 얼마 되지 않았는데도 얼굴에 잔주름이 생기는 경우도 있다. 이것은 사람의 경우 20대가 지나면 피부는 서서히 노화를 시작하기 때문이다.

얼굴의 노화를 알리는 신호는 바로 눈꼬리의 잔주름살이다. 그 원인은 눈 속에 안구가 자리하고 있고 그 주위에는 안구가 튀어나오지 않도록 지탱하고 있는 지방 등의 물질이 있다. 그것이 바로 눈까풀이다. 그곳은 얼굴 피부 중에서 가장 얇은 부분이며 귀, 코처럼 뼈가 지탱하고 있지 않다. 이 뿐만이 아니다. 그곳은 또한 얼굴 표정을 가장 잘 전달하는 부분으로서 섬세하고 미묘한 동작을 생성시킨다. 따라서 이 부분이 받는 자극이 가장 빈번하기 때문에 주름살이라는 노화현상이 제일 먼저 나타나게 되는 것이다.

눈가의 잔주름이 다른 주름살과 마찬가지로 연령이 많아짐에 따라 점차 확대되고 또 깊어진다.

3. 햇볕과 피부건강

태양광선의 자외선은 인체 내에서 비타민 D를 만들어낸다. 비타민 D는 칼슘 또는 인의 흡수를 촉진시키며 골격과 이빨을 강화하는 데에 없어서는 안 되는 영양분이다. 그래서 일광욕은 피부를 강화하여 감기에 잘 걸리지 않게 한다. 그러므로 건강을 지키기 위하여 여름철에는 해변이나 산으로 가서 햇볕을 쬐는 것이 좋다고 생각한다.

그러나 피부 건강의 차원에서 본다면 이 같은 견해는 틀린 것이다. 설사 일광욕을 즐긴다 해도 과도하게 해서는 절대 안 된다.

여성의 경우 20세가 지나면 직접 햇볕을 쬐는 것은 삼가는 것이 좋다. 그러나 많은 사람들이 여름에 피부를 구리 빛으로 태운다. 그 결과 얼굴에 검버섯이나 주근깨가 발생하는 경우가 많아졌다. 다시 한번 더 강조하건대 햇볕은 피부의 노화를 촉진시킨다.

인체에는 외부로부터 침입한 각종 상해에 대한 방어능력을 가지고 있다. 그 중의 한 가지가 바로 피부의 멜라닌 색소이다.

자외선이 비록 비타민 D를 합성시키는 작용이 있지만 또한 피부를 손상시키는 단점도 함께 가지고 있는 것이다.

멜라닌 색소가 바로 그 결점을 막아주는 작용을 한다. 이는 피부가 햇볕을 쬐고 있을 때 멜라닌 색소가 피부 표면을 덮어 자외선의 침입을 막아내는 역할을 한다. 이때 피부가 검게 변하면서 햇볕에 그을린 상태가 되는 것이다.

그런데 만일 이때 젊은 사람이면 햇볕에 그을려도 피부가 그다지 큰 해를 입지 않게 된다. 그것은 피부의 신진대사 작용이 매우 활발하기 때문이다. 약 1개월이 지나면 원래의 상태로 회복이 된다.

그러나 20세가 넘으면 그 상황은 크게 달라진다. 원래의 피부 상태로의 회복능력이 감퇴되기 때문이다. 또한 피부 노화를 가속화 시키게 되고 염증이 발생된 부분은 좀처럼 낫지 않으면서 주근깨나 검버섯이 형성되는 것이다.

4. 비타민과 피부미용

해방 후 납(Pb)이 많이 포함된 분을 얼굴에 심하게 바른 사람들이 후유증으로 피부가 엉망이 된 경우가 있었다.

피부에 맞지 않는 화장품을 쓰거나 잘못된 미용법은 오히려 피부를 손상시키는 커다란 원인 중의 하나가 된다.

일상생활 속에서 어떤 식품이 의외로 피부를 보호하고 뛰어난 미용 효과를 발휘하는 경우가 있다. 물론 피부 미용에 효과를 발휘하는 식품이 검버섯이나 주근깨, 또는 주름살 등에 대하여 즉각적인 효과를 나타내는 것은 아니다. 그러나 일상생활 속에서 주의를 기울이면 아름다운 피부를 자양하는데 분명 도움이 된다.

(1) 비타민 C의 미용 효과

피부에 가장 큰 영향을 미치는 영양소를 꼽으라면 아마도 모두가 비타민 C를 지목할 것이다. 레몬으로 얼굴에 팩을 하여 피부가 직접 비타민 C를 흡수하게 하든지, 음식으로 비타민 C를 섭취하여도 모두 검버섯이나 주근깨, 주름살을 제거 또는 예방하는 효과가 있다. 그런 탓에 비타민 C의 미용 효과는 널리 알려져 있다. 현재 우리나라 사람들의 비타민 필요량은 대략 하루 50mg으로 딸기를 6~7개 정도 먹으면 되는 양이다.

특히 최근에 이르러 또다시 비타민 C의 건강법이 세계 의학계의 각별한 주목을 받고 있는 실정이다.

노벨상을 받은 미국의 학자 라이너 파우린 박사에 따르면 비타민 C를 대량 섭취하면 감기를 예방할 수 있다는 주장을 하고 나섰다. 이외에도 풍부한 비타민 C의 섭취는 질병에 대한 저항력을 강화하고 각종 암이나 동맥경화를 예방한다는 주장도 제기돼 있다.

한편 파우린 박사에 의하면 사람이 하루에 반드시 섭취해야 할 비타민 C의 필요량은 10g 정도라고 주장했다. 비타민 C 10g이면 레몬 300개에 해당한다. 물론 이 같은 방법으로 비타민 C를 섭취한다는 것은 불가능한 일이다. 그러므로 약국에서 판매하는 정제 또는 분말을 복용해야 된다.

(2) 비타민 E의 미용효과

비타민 C가 분명히 색소의 침착을 예방하고 피부를 직접적으로 보호하여 검버섯이나 주근깨, 기미를 생기지 않게 하는 것은 사실이다. 그러나 비타민 E도 역시 검버섯이나 주근깨, 주름살 등을 예방하는 뛰어난 미용효과를 발휘한다.

비타민 E는 일반적으로 성(性)의 비타민으로 알려져 있다. 즉 비타민 E가 결핍되면 수컷 쥐의 정자 생성이 억제되고 암컷 쥐가 새끼를 배면 그 태(胎)가 사라질 수도 있는 것으로 증명이 되었던 것이다. 이는 바로 비타민 E가 생식기능의 정상과 건강에 있어서 없어서는 안 되는 영양소임을 나타낸 것이다.

이러한 비타민 E가 노화방지에도 특별한 효과를 발휘하는 것으로 밝혀졌다. 인체는 연령이 증가함에 따라 신경 또는 일부 내장세포에 다갈색 색소가 나타나게 된다. 이 색소는 노화의 상태에 따라 많아지는 경향을 보인다. 따라서 이 색소는 일종의 노화색소라 할 수 있다.

이 노화색소는 지방이 산화되면서 형성된 과산화지질로 밝혀졌다. 그런데 비타민 E는 항산화작용이 있어 비타민 E를 충분히 섭취하면 산화지질의 증가를 억제하여 노화를 방지하는 효과가 있는 것으로 나타났다.

이는 내장 또는 신경에만 그런 것이 아니라 피부에도 마찬가지 효과를 나타냈던 것이다.

나이가 많아지면 대부분 사람의 얼굴에는 반점이 나타나게 된다. 이것은 노화색소에 의해 빚어진 것이다. 과산화지질이

증가하게 되면 피부에는 검은색 반점이 나타나게 된다. 이 같은 노화성의 검은 반점은 평소에 비타민 E를 충분히 섭취한다면 어느 정도의 예방 조치가 되는 것으로 밝혀졌다.

비타민 E에는 또한 말초혈관을 확장시키고 혈액순환을 촉진하는 작용도 있다. 혈액순환이 원활하면 피부의 신진대사 또한 활발해진다. 혈액의 원활하고 시원한 흐름은 곧 피부에 충분한 영양을 공급해주므로 피부를 젊게 하고 윤기 나게 하며 탄력을 유지하게 한다.

이러한 효능을 지닌 비타민 E는 다음과 같은 식품에 풍부하게 함유돼 있다. 대체로 장어나 대구알, 식물성 기름, 등 푸른 생선 그리고 현미 등이다.

(3) 비타민 A의 미용효과

비타민 A도 건강한 피부를 유지하는데 있어서 없어서는 안 될 영양소이다. 또한 비타민 A가 피부 미용에도 놀라운 작용을 하는 것으로 알려졌다. 예를 들어 평소 피부가 건조하고 화장이 잘 받지 않는다거나 얼굴과 목 부위에 여드름이나 화농성 두드러기가 돋아날 때 비타민 A를 섭취하면 뛰어난 개선 효과를 발휘하는 것으로 밝혀졌다.

비타민 A가 결핍되면 피지선과 땀샘의 기능이 저하된다. 이렇게 되면 피부는 당연히 거칠어질 수밖에 없다. 그리고 피부의 저항력도 약화되어 쉽게 세균에 감염이 되면서 여드름 등이 잘 돋아나게 되는 것이다.

이러한 비타민 A는 동물의 간, 시금치, 당근 등에 많이 함유돼 있다. 따라서 아름다운 피부, 탄력 있는 피부를 유지하기 위해서는 평소 비타민 A가 풍부하게 함유돼 있는 식품을 섭취해야 한다.

5. 숙변과 미용

숙변이란 바로 우리가 일상생활에서 배설할 때 장벽에 붙은 채 배출이 잘 안되는 변을 가리킨다. 이러한 숙변이 건강에 미치는 피해는 실로 심각하다. 숙변과 변비는 같은 것이 아니므로 변비환자라고 해서 반드시 숙변이 있는 것은 아니다. 날마다 대변 배출이 잘 이루어지고 있어도 숙변이 있을 가능성도 있다.

숙변 그 자체는 큰 문제가 아닐 수도 있다. 그러나 숙변 그 자체가 지니고 있는 유해성분이 인체에 미치는 영향은 매우 크다. 사실 숙변이 제거된 뒤 피로나 추위 타는 증상, 어깨가 결리는 증상이 개선되기도 한다. 또 여드름이나 기미가 없어지고 월경불순 등도 치료되는 사례를 심심찮게 접할 수 있다.

이런 점으로 미루어 보아 숙변 역시 혈액을 혼탁하게 오염시키고 순환에 장애를 초래하는 중요한 원인임을 알 수 있는 것이다.

대체로 숙변이 잘 생기는 경우는 ① 폭음, 폭식을 하는 경우 ② 채소와 섬유질 식품의 섭취량이 부족한 경우 ③ 염분의 과다 섭취인 경우 ④ 담즙과 소화액의 분비가 부족한 경우 ⑤ 장의 활동이 활발하지 않은 경우 등이다. 여기에다 추위를 타거나 체질이 허약하면 더욱더 숙변의 적체가 심해지면서 미용에 큰 해를 미치게 된다.

따라서 평소 일상생활 속에서 숙변이 생기지 않도록 주의하는 것이 미용효과를 발휘하는 자세다.

6. 피부 수분공급과 땀

주로 땀은 피부의 땀샘에서 분비되는데 피부 표면을 습윤시킬 수가 있다. 또 땀이 나고 승발됨으로써 체온조절도 한다. 보통 성인의 경우 100cc의 땀을 흘리면 체온이 섭씨 1도 정도 내려가게 된다.

땀은 대체로 두 종류의 땀샘에서 분비된다. 그 하나는 외분비선이고 다른 하나는 아포크린 분비선이다.

이중 외분비선은 주로 염분이 들어있는 땀을 분비하고 아포크린 분비선은 모낭(毛囊)에서 분비해 낸 지방산과 단백질, 아미노산 등이 함유돼 있는 땀을 분비한다. 아포크린 분비선은 겨드랑이 밑이나 유방, 생식기관 일대에 있다. 이곳에서 분비해 내는 지방산이 세균에 의해 분해가 되면 고약한 냄새가 나게 된다. 고약한 냄새가 심하면 암내가 된다.

이를 해결하려면 자주 씻고 소독하여 세균이 땀속의 지방산을 분해하지 못하도록 해야 한다.

한편 외분비선은 신체 내부에 있으며 피부에 수분을 공급하는 역할을 한다. 또 외부의 기온이 올라가거나 운동 등으로 체온이 올라가면 땀이 나게 되는데 이는 체온을 조절하는 작용을 한다.

이러한 땀이 나게 되는 원천은 혈액이다. 그러므로 땀속에는 나트륨 염을 비롯한 칼슘, 마그네슘, 인, 동, 철분 등의 무기물과 유산, 포도당, 아미노산, 요소, 요산 등 각종 유기물이 함유돼 있다.

땀은 피부 표면층과 피지를 보호하므로 부족할 때는 화장수로 보충을 해주어야 한다. 특히 각종 식물과 열매에서 얻은 즙은 바로 활체수이다. 이는 땀과 매우 흡사하므로 가장 이상적인 수분 보충방법이라 할 수 있다.

물은 사람에게 가장 중요한 물질이다. 세포 속에 있는 물은 생명을 유지시키는 기능이 있어 활체수(活體水)라고 한다. 인공적인 방법으로 만들어낸 물이 활체수의 성분에 접근하면 활체활성수가 된다.

이러한 물은 놀라운 능력을 많이 가지고 있다. 특히 좋은 물을 마시는 것은 신체에 유익한 작용을 한다. 이와 반대로 좋지 않은 성분을 함유한 물은 몸에 해가 됨은 말할 나위 없다.

정서가 긴장되고 심리적 이상 변화가 일어나면 땀이 나게 된다. 특히 손과 발바닥, 겨드랑이 밑이 가장 두드러지게 된다. 거짓말 탐지기가 바로 이 같은 원리를 이용하여 만들어

낸 기계이기도 하다.

따라서 피부의 건강, 특히 얼굴의 피부 건강과 미용을 위하여 평소 정서적인 안정을 유지하고 긍정적이고 즐겁고 편안한 마음가짐을 유지하는 것은 아름다운 피부 미용을 위해서 절대적인 요인이 된다.

7. 노인성 반점

사람이 노년기에 들어서면 인체의 세포가 점차 쇠퇴하면서 세포핵 속의 일종의 색소물질이 생산된다. 이 물질이 축적되어 노인성 반점이 피부의 표면에 울룩불룩 하게 나오게 된다.

노인성 반점을 없애려면 비타민 C와 비타민 E 등을 정상적으로 보충하고 인삼, 황기, 당귀, 단삼, 생지황, 구기자, 오가피 등을 주요 약제로 하는 한약을 복용하면 좋다. 그리고 체력을 단련하고 두뇌를 많이 쓰면 노인성 반점의 발생이 지연된다.

제 8 장 얼굴 부분의 관리

1. 입술 관리

나이가 들면 윗입술이 늘어지면서 전체 모양이 흐트러지게 된다. 또 생기 있는 붉은 색을 띠지 않는 경우가 있다. 이러한 현상을 막기 위해서는 간단한 입 운동을 해주는 습관을 들이도록 한다.

입술을 젊게 하는 방법을 보자.

(1) 입술에 침을 자주 묻히지 말라

습관적으로 입술에 침을 바르는 사람들이 있다. 침을 바를 당시에는 수분이 있어 촉촉해 보이지만 침이 마르면서 오히려 입술의 수분을 빼앗아가므로 더욱 건조하게 된다.

(2) 입술의 각질을 억지로 떼어내지 말자

입술의 각질은 저절로 떨어질 때까지 두어야 한다. 특히 립스틱을 바르기 위해 억지로 각질을 떼어내는 경우가 많은데 이럴 때에는 차라리 유분이 많은 립글로스를 얇게 펴 발라 커버하는 것이 좋다.

(3) 반드시 립스틱 전용 리무버로 립스틱을 부드럽게 지워라

색소가 입술이 남아 있으면 주름이 깊게 파이면서 입술 본래의 색이 변하게 된다. 또한 입술은 생각보다 약한 부분이므로 티슈로 세게 문질러 닦는 방법은 옳지 않다.

(4) 입술에 영양크림이나 에센스를 바르고 비닐 랩을 씌워 팩을 자주 해준다.

특히 겨울철에는 입술이 잘 트므로 반드시 필요하다. 꿀이나 레몬즙을 발라주는 것도 좋다. 기초화장을 할 때 입술에도 똑같이 발라준다.

(5) 입술운동을 규칙적으로 하자.

(6) 입술을 다물고 있을 때에는 항상 웃는 모습으로 표정을 짓고 있으면 입술에 탄력도 주어진다.

2. 입과 내장

입은 음식을 먹고 마심으로써 생명을 유지하는 소중한 기관으로서 '생명의 문'이라 일컬어지고 있다. 뿐만 아니라 말을 함으로써 자신의 생각과 마음을 전달하여 복을 부르기도 하고 화를 초래하기도 하므로 '화복의 문'이라고도 불리이진다.

보통 관상을 볼 때 남자는 눈을, 여자는 주로 입을 면밀하게 관찰한다. 그 이유는 음양의 이론에서 볼 때 남성은 양에 해당되고 여성은 음에 해당되는데 눈은 바로 하늘의 해와 같아서 양성의 정기를 뜻하고 입은 바다와 같아서 음성의 정기를 상징하기 때문이다.

여성을 상징하고 대표하는 입은 위장이 주관을 한다. 입의 가장 큰 역할은 위장에 음식을 공급하여 우리 몸을 먹여 살리기 위한 것이기 때문이다.

칫솔질을 할 때 잇몸까지 가볍게 마사지하듯이 닦으라는 이유는 치주조직을 강화하기 위해서다. 치주조직이 약해지면 치주염을 비롯한 여러 질환이 생기게 되고, 치아도 흔들릴 뿐만 아니라, 잇몸의 색깔마저 나빠져 보기에도 좋지 않다.

잇몸의 색깔은 분홍빛을 띤 붉은 색이 가장 좋다. 그러나 칫솔질을 잘못하거나 치주조직이 약한 경우, 또 이쑤시개 같은 것을 지나치게 사용했을 경우에는 색깔이 변하게 된다. 이쑤시개로 마치 후벼내듯 이를 쑤시면 잇새가 뜨고 잇몸이 손상되며, 결국 잇몸의 색깔마저 변하게 된다.

위 잇몸은 위와 관련이 있고, 아래 잇몸은 대장과 관련이 있다. 그래서 위나 대장에 어떤 질환이 있을 때는 잇몸의 색깔이 변하게 되는데, 질환의 속성이 한증이면 색이 희어지고 열증이면 진한 붉은 색이나 검붉은 색이 된다. 일반적인 관상적으로 잇몸의 색깔로 건강상태를 파악할 수가 있다.

3. 눈의 관리

몸이 천 냥이면 눈이 구백 냥이라는 말이 있다. 일반적으로 눈을 젊게 유지하는 방법으로 눈가의 주름관리나 눈꺼풀이 쳐지는 것을 방지하는 것뿐만 아니라 시력까지 포함해서 관리하고자 하는 마음가짐이 더욱 중요하다.

눈을 젊게 하는 방법을 보자.

(1) 눈동자에 가해지는 작은 충격도 최대한 막아라.

외출 시 가급적이면 선글라스를 착용하는 것도 한 방법. 바람, 햇볕, 먼지 등으로부터 눈을 보호할 수 있기 때문이다. 특히 도시에는 공기 중 오염 물질이 많기 때문에 되도록 직접 눈에 먼지가 닿지 않도록 최대한 막는 것이 좋다.

(2) 마스카라, 아이라인 등 눈 가까이 사용하는 제품은 최상의 것을 사용하라.

사실 가장 좋은 방법은 사용하지 않는 것이다.

(3) 눈 화장은 전용 리무버로 꼼꼼하고 부드럽게 닦아낸다.

전날 화장을 지웠는데도 눈곱에 마스카라나 아이라인 물질이 함께 묻어 나오는 경우가 있다. 그만큼 세심한 주의를 기울이지 않았다는 것인데 이런 경우 눈에 치명적이다.

(4) 장시간 컴퓨터 앞에서 작업하지 말라

컴퓨터의 전파는 눈에 치명적이다. 요즘에는 전자파를 차단하는 기구가 있어 덜하지만 그래도 눈에 상당한 무리를 준다. 1시간 작업을 하면 반드시 10분 정도 휴식을 취한다.

(5) 단계적으로 먼 곳을 바라본다.

눈이 피곤할 경우 먼 곳에 있는 것을 바라보면 좋다고 한다. 하지만 가까운 곳을 보다가 갑자기 먼 곳을 보면 오히려 눈에 큰 부담을 주게 된다. 이럴 때는 단계적으로 차츰차츰 먼 곳을 바라보는 것이 효과적이다.

(6) 눈 마사지를 자주 해준다.

4. 눈과 내장

몸속의 오장육부 가운데서 눈을 총 주관하는 장기는 간이다. 전반적으로 눈은 간의 정기가 집중된 곳이므로 간이 피로하면 눈이 쉬이 어두워지고 간이 건강한 사람은 눈이 윤택하고 밝은 법이다. 이처럼 전체적으로 간이 눈을 주관하지만 다시 눈의 각 부위마다 해당하는 장기가 따로 있다.

먼저 간 기능이 어떤지 알아보려면 눈이 큰지 작은지 살피면 된다. 간에 병사가 실하면 눈에 핏발이 선다. 어린아이가 눈동자를 움직이지 않거나 눈을 감고 뜨지 못하거나 울어도 눈물이 나지 않는 것은 간기가 막혔거나 끊어져 버렸다는 증거다.

눈두덩이 부어 있으면 심장이나 신장의 기능이 좋지 않고, 눈을 뜨고 감는 것이 불편하거나 눈물을 조금씩 흘리는 것은 신경계의 이상이 있다는 증거다. 눈동자가 함몰되어 있으면 장 기능에 이상이 있고 돌출되어 있으면 갑상선기능에 이상이 있다.

눈동자 위쪽에서 안광이 쏘듯 내비치는 것은 정신 신경계의 이상이 있는 징조며, 손으로 눈꺼풀을 뒤집으려 할 때 눈꺼풀이 긴장해서 뒤집기 어려운 경우도 신경과민성으로 가슴둘레가 빈약하고 호흡기나 뇌 등에 질환이 있다고 보아도 틀림없다.

대개 눈동자가 움직이지 않고 응시하는 것을 반사성 동공강직성이라 하며 광선에 대해서도 반응이 없는 것을 대광강직, 또는 동안 신경마비강직이라고 한다. 이런 강직성은 대개 매독의 특징이며 마비성 치매증, 척수로 등에서 많이 볼 수 있다. 응시하는 것은 이러한 증세 말고도 뇌 질환, 신경쇠약, 히스테리, 파킨슨씨병에서도 볼 수 있다.

신선처럼 눈썹이 눈을 가릴 정도로 길면 장수한다.

눈동자에 광택이 없고 회색이 나타나며 황담색을 띤다면 진행성 마비증이나 간위축증을 의심할 수 있다.

눈동자가 메말라 항상 떠올려 보는 것은 뇌매독, 생식기 질환이 의심되며 노인의 경우에는 동맥경화증과 고혈압증을 의심해 봐야 한다.

평소에 눈을 튼튼하게 하는 방법으로는 눈을 감고 눈알을 좌우, 상하, 원을 그리듯이 돌려주어서 혈액순환이 잘 되도록 해야 한다. 또한 눈썹이 끝나는 지점의 약간 들어간 부분인 태양혈(관자놀이)을 눌려서 지압을 해주는 방법, 눈을 감고 눈꺼풀을 위로 부드럽게 마사지해 주는 방법, 손바닥을 서로 비벼서 열을 낸 뒤 감은 눈 위에 가볍게 눌러 주는 방법들이 있다.

특히 젊은 사람들은 찬물로 눈을 축여 주거나, 맑고 깨끗한 냉수에 얼굴을 담근 채 눈을 감고 있는 방법 등을 통해 눈을 보호할 수 있다.

5. 눈의 경련

과로나 신체적인 요인 때문에 수면부족이 계속되어 눈의 피로가 극심해지면 눈꺼풀과 눈 주변이 파르르 떨면서 경련을 일으킬 수가 있다. 이 경련은 자신의 의지로는 멈추게 할 수 없다.

눈꺼풀과 안구의 운동은 맘대로근으로 되어져 있기 때문에 자신의 의지로 움직이게 할 수 없는 것이다. 그런데 어느 정도의 피로 때문에 혈행이 나빠지고 부분적으로 저산소, 저혈당, 신진대사 장해가 일어나면 말초신경이 항진해서 뇌 지배에서 이탈하게 되어 움직이기 시작하는 것이다.

이런 때는 먼저 전신피로를 풀고, 대사활동을 활발히 하기 위해서 눈, 팔, 목, 얼굴과 급소를 많이 지압한다.

지압을 하기 전에 전신을 움직이는 체조를 반복하면 한층 효과적이다. 또 체조나 지압뿐만 아니라 수면을 충분히 취하고 빨리 고치도록 한다.

〈눈의 피로와 노안으로 착각하기 쉬운 병〉

병 명	증 상	원인 · 특 징
녹내장 초 기	· 눈이 피로하다 · 눈이 가물거린다 · 머리가 무겁다	방수의 순환장애 때문에 안압이 상승, 방치하면 실명
만 성 결막염	· 눈이 피로하다 · 눈이 어른어른 거린다 · 결막의 충혈, 눈곱	주로 세균, 바이러스 감염이나 알레르기가 원인
상피성 각막염	· 눈이 피로하다, 눈부시다 · 안통, 이물감, 저녁 무렵 흰자위가 붉어진다.	세균, 바이러스 감염이나 화학물질에 의한 자극, 알레르기 등이 원인
중심성 망막증	· 눈이 피로하다 · 물질이 작아 보인다 · 물체가 비뚤어져 보인다 · 반짝거리며 빛나는 것이 보인다	치료에 장시간을 요하는 경우가 있다. 망막의 황반부가 붓기 때문에 생긴다.
망막박리	· 눈이 피로하다. · 모기와 같이 팔랑거리는 것이 보인다. · 빛나는 것이 보인다.	망막이 맥락막으로부터 떨어져 나가기 때문에 생긴다.
당뇨병	· 눈이 피로하다 · 가까이의 물건을 보기 어렵다. · 노안경을 쓰면 잘 보인다.	혈당치가 갑자기 높아졌을 때 이와 같은 증상이 생긴다.
저혈압	· 눈이 피로하다 · 두통, 어깨 결림, 귀가 멍멍한 증상이 일어난다.	혈압이 낮기 때문에 일어난다.
갱년기 장 애	· 눈이 피로하다 · 두통, 어깨 결림, 초조함 등의 증상이 나타난다.	호르몬의 밸런스가 깨어진 것이 원인.

6. 눈 안정피로

무거운 것을 들고 있으면 팔이 피곤하고 장시간 걷고 있으면 발도 피곤해진다. 이와 마찬가지로 계속해서 텔레비전을 본다든지, 독서를 계속하면 눈이 피로해지기 시작한다.

이것이 안정피로로, 눈의 피로감과 동시에 물체를 계속해서 보는 것이 힘들어지고 눈이 시큼시큼하며 눈꺼풀과 흰자위가 충혈 된다든지, 눈물이 나온다든지, 빛이 눈부시게 느껴진다든지, 눈 안이 아프다든지 하는 경우도 있다.

코뼈 안쪽에서부터 눈 위, 앞머리 부분, 뒷머리 부분에서부터 목 뒤, 어깨 등의 근육이 긴장하고 무거워진다든지 아프다든지 하는 경우도 적지 않다.

여기에 눈 안정피로 증상은 누구라도 가끔씩 경험한 적이 있을 것이며, '눈이 피곤하다'는 말은 일상생활에서도 자주 사용되는 말이다.

몸 상태도 좋고 눈에 대한 환경도 좋으면 어느 정도 긴 시간 독서와 일을 계속했다 하더라도 눈이 극심하게 피로하다고 하는 일은 없다.

그런데 어두컴컴한 곳이나 빛이 반사되어 부시다든지, 깜박깜박하는 조명 아래에서 혹은 누워서 책 읽기 등의 부자연스러운 자세를 취한다든지, 글자에 눈을 너무 가까이 댄다든지 해서 눈을 오랜 시간 사용하면 안정피로를 일으키기 쉬워지는 것이다.

눈을 피곤하게 하는 원인에는 결막염, 각막염, 녹내장의 초기 등 눈의 병이다. 근시, 원시, 난시, 노안 등의 굴절 이상과 조절장애가 있는 경우, 특히 노안 초기에는 눈이 피로해지기 쉬워진다.

도수가 맞지 않은 안경을 사용하고 있을 때나, 안경이 얼굴에 맞지 않기 때문에 렌즈 중심으로 물체를 보지 못할 때에도 눈이 피로하다.

(1) 당뇨병이 있는 사람으로 혈당치가 급격히 높아질 때 눈이 피로하다든지, 가까이에 있는 것이 안 보인다든지 하는 경우가 있다. 노안경을 쓰면 잘 보이기 때문에 노안으로 착각하기 쉽다. 당뇨병이 있는 사람은 안경점에서 안경을 만들 때 반드시 안과의의 검진을 받도록 한다.

(2) 저혈압 병에도 눈의 피로, 두통, 어깨 결림 등 안정 피로와 비슷한 증상이 발생하는데, 이들 증상은 아침에 나타나기 쉽고 혈압이 상승한 후에는 나타나기 어렵다.

(3) 호르몬의 밸런스가 깨어져서 일어나는 갱년기 장애도 눈이 피로하기 쉽고 두통, 어깨 결림 등이 일어난다.

7. 조명과 눈의 건강

눈의 건강과 보호를 위해 내적외적 요인들이 많지만 조명도 눈의 건강에 있어서는 중요한 요인의 하나이다. 특히 40세경부터는 눈의 밝기에 신경이 쓰여 지기 시작한다. 젊을 때보다는 어두워 보이는 것이다. 독서, 장부기록, 바느질 등에는 400~500룩스 정도의 밝기가 적당하다.

밝기는 조명이 달려있는 높이와 위치, 벽의 색 등에 따라 다르다. 400~500룩스 정도라면 4평 방에서 40W 형광등이 2개 켜져 있는 정도의 밝기라고 생각하면 좋을 것이다. 그러나 방 전체는 20~30W의 형광등 2개를 켜고, 손앞에 스탠드를 이용하는 편이 독서 등을 하기 쉽다고 말하는 사람은 그렇게 해도 좋을 것이다. 그 경우 스탠드는 15~20W 정도의 형광등이나 40~60W 정도의 백열등으로 하고 왼쪽 방향에 둔다.

적절한 조명도

방의 넓이	형 광 등	백 열 등
4.5 평	30W 2개	80W 1개
6 평	40W 2개	100W 1개
6 평 스탠드 이용	30W 2개 스탠드 15~20W	80W 1개 스탠드 40~60W
8 평	30W 3개	80W 2개
10 평	40W 3개	100W 2개

형광등이 낡아져서 희미하다든지, 조명이 직접 눈에 들어온

다든지, 빛이 반사된다든지 하는 것도 물론 눈에는 좋지 않다. 누워서 독서하는 것은 눈을 피로하게 한다.

또 TV를 볼 때 방의 조명을 끄고 어둡게 해 버리면 눈이 피로하다. 방 전체를 밝게 하고 18인치 TV라면 3m 떨어져서 눈과 같은 높이나 약간 높은 위치에서 시청하는 것이 좋다.

8. 코의 모습과 건강상태

동양의학에서 코를 명당이라 하는데 이곳에 나타나는 색으로 여러 질환을 알아내는 철학이 있다.

코끝의 색이 푸르면 복통이 있고, 배가 약간 차가운 느낌마저 든다면 이 환자는 치유되기 어렵다. 이곳이 약간 검은 색을 띠면 체내의 수분대사가 잘 이루어지지 못해 수분이 정체된 것이다. 이곳이 누런색이면 소변불리나 소변불통으로 비생리적 체액이 몸 안에 머물고 있음을 알 수 있다.

콧구멍의 길이로는 대장의 길이를 가늠할 수 있고 코의 크기와 형태로 수명을 가늠할 수 있다.

코를 중심으로 눈썹, 이마, 뺨, 귀 등이 조화롭게 배열되어 있고 콧구멍과 인중이 길고 깊으면 장수한다. 그러나 그 배열이 고르지 않고 코도 작고 낮으며 콧구멍과 인중이 길지 않고 모양도 바르지 못하면 천식이 생기고 단명할 수 있다. 즉 코가 우뚝하고 곧고 색택이 윤택하며 아름답고 맑으면 내부의 장기 기능이 조화를 이루어 건강하다는 것이다.

폐장이 풍에 상하면 콧물을 잘 흘리고 한에 상하면 코가 막히고, 열에 상하면 메마르며 코피를 잘 흘린다. 폐에 감증(기능장애로 몸이 마르는 병)이 생기면 코밑이 붉게 헌다. 만성 폐질환을 앓는 사람의 콧구멍은 시커멓게 변색하면서 메마르는데 숨이 가빠 코로 쌕쌕 숨을 쉬며, 잠을 자면서도 코를 심하게 골게 된다.

코에 검은 색이 약간 나타나면 가슴에 담음이 있다는 증거다. 코가 그을음 같이 검은 것, 그리고 콧구멍을 벌렁벌렁하면서 숨을 쉬는 것, 또 임산부의 코에서 검은빛이 일어나거나 코피가 나는 것 등은 모두 위험한 징조를 예견할 수 있다.

심장이 열을 받거나 위장경락에 어혈이 있어도 코피가 잘 난다. 폐가 열에 손상되어도 코피가 잘 나며 딸기코나 콧속 염증 등이 잘 온다. 대장에 혈액이 정체되어도 코피가 나고 방광의 혈변에도 코피가 난다.

코 아래에 발색하면 아랫배 동통이나 고환통, 음경통이 있음을 알 수 있고, 이런 경우 여자라면 방광이나 자궁에 질병이 있을 수 있다.

9. 코의 관리

나이가 들수록 코는 두꺼워지는 경향이 있다. 또한 콧속의 근육이 늘어나 숨을 쉬기가 어려워지는 경우도 종종 발생한다. 일반적으로 관상학적으로나 미용의 관점에서만 관심이 높을

뿐 코의 건강에 대해서는 별로 중요하게 여기지 않는 경향이 있다. 하지만 코는 폐에서 사용되는 공기의 온도와 습도를 조절하고 공기를 거르는 중요한 역할을 하는 기관이다. 따라서 매일 양치질을 하는 것과 같이 코도 매일같이 신경을 써서 관리하는 것이 필요하다. 그 요점을 보자.

(1) 건조한 공기는 피하라

코가 정상적인 기능을 하기 위해서는 코 내부가 촉촉하게 젖어 있는 것이 좋다. 코가 건조해지면 코감기에 걸리거나 비염에 걸릴 확률도 높아진다. 목욕을 할 때나 사우나를 하면서 증기를 맘껏 들이마시는 것도 코의 건상을 지키는 한 방법이다.

(2) 생리 식염수로 코에 수분을 주거나 먼지를 제거하라.

생리 식염수는 눈뿐만 아니라 코에도 아주 유용하다. 특히 건조한 사무실에서 장시간 일할 때는 반드시 식염수 몇 방울을 콧속에 넣어주는 것이 좋다.

(3) 세수할 때 가운데 손가락을 코 양옆에 대고 코를 위 아래로 20차례 강하게 비빈다.

이 부분에는 동양의학에서 말하는 사백, 서료 등의 지압점이 있어서 이 곳을 눌러주면 코와 관계된 질병을 예방할 수 있다.

(4) 코는 피부조직이 연골로 되어 있기 때문에 상처로 인해 흉터가 생기면 재생이 잘 되지 않으므로 여드름이나 뾰루지가 나면 특별히 주의해야 한다.

10. 코와 내장

코는 얼굴의 근본 되는 기관으로 삼고 있다.

코를 주관하는 장기는 폐이다. 따라서 폐는 호흡을 하는 두 가지 기관, 즉 코와 피부를 주관하고 있는 셈이다. 코의 부위 중에서도 특히 콧구멍이 가장 중요하며 이 콧구멍이 있음으로 해서 폐를 살리는 것이라 할 수 있다. 우리 몸에 두 개의 콧구멍이 뚫려 있는 것은 바로 호흡을 하기 위해서이며 산소를 마시고 탄산가스를 내보냄으로써 살아갈 수 있는 것이다.

이처럼 가장 중요한 콧구멍은 폐가 관장을 하지만 코 기둥은 위장이 관리하고 코 속의 코털은 신장이 관리를 한다. 따라서 코의 바깥 주위에 무엇이 나거나 황색을 띠거나 하면 위에 이상이 있는 것이지만 그 외에 코와 관련된 호흡 또는 콧물, 코 막힘 등의 이상은 기관지 계통이나 폐와 연관된 것이다.

코를 통해 호흡을 할 때 중요한 역할을 하는 것이 코털이다. 우리 몸 속에 있는 폐는 차가운 것을 아주 싫어하고 약 18~22℃ 상태의 서늘한 것을 좋아한다. 폐는 특히 민감하고 조심스러운 기관이기 때문에 차가운 외부공기를 장시간 계속해서 맞게 되면 큰 타격을 입는다. 그 증거가 기침이다. 그러므로 폐를 튼튼히 보호하기 위해서는 맑고 깨끗한 공기를 항상 호흡하는 것이 좋다. 그러나 이러한 상태를 항상 유지한다는 것은 매우 힘든 일이므로 이때 코털이 중요한 역할을 하게 되는 것이다.

코를 건강하게 하는 방법으로는 양쪽의 중지로 코를 아래위로 마사지 해주는 방법, 집게손가락으로 코밑을 좌우로 비비는 방법 등이 있다. 이렇게 함으로써 코 속이 훈훈해지고 기능이 원활해져서 감기를 예방함과 동시에 건조한 호흡에 도움을 줄 수 있다.

11. 코골음

코는 남자가 여자보다 많이 골지만 여자는 물론 어린이도 코를 곤다. 나이가 들수록 증세가 더 심해져 65세가 넘으면 남자는 45%, 여자는 32%가 코를 곤다고 한다. 처칠, 무솔리니, 워싱턴, 링컨, 루즈벨트는 모두 유명한 코골이 대장이었다고 했다.

술을 과음했거나 피로할 때 일시적으로 코를 고는 경우도 있고, 편도선이 비후해졌거나 아데노이드(편도선이 붓는 비대증) 증세가 있거나 소하악증(小下惡症), 대설증(大舌症)으로 코를 심하게 고는 경우도 있다. 특히 축농증일 때는 코골음이 더 심해진다고 한다.

잠이 들면 근육의 긴장이 풀리므로 입이 벌어지고 혀가 안으로 당겨 들어가기 때문에 기도가 좁아져서 자연히 코를 골게 된다. 그렇지만 대개는 콧병 때문에 코를 고는 경우가 많다. 한방에서는 코를 고는 이유로 다음과 같은 것을 든다. 먼저 폐기가 원활히 흐르지 못하는 경우에는 코를 곤다. 폐는 호흡을 맡고 있는데, 코나 피모(살갗과 살갗에 난 털을 같이 부르는 말)가 어떤 원인으로 폐색되면 폐기가 유통할 수 없게 된다. 이때 여러 가지 증세가 나타나며 코도 골게 된다.

또 전염성 질환으로 코의 점막에서 분비되는 점액이 적어지고 비강 안이 말라서 코를 골게 된다. 비 생리적 체액이 심장이나 혈관, 뇌 등을 막아서 의식이 희미해지거나 인사불성이 되어 깨지 못하면 목구멍에서 담이 끓는 소리가 나거나 코를 골게 된다. 뇌염, 간질, 중풍으로 혼수상태가 되었을 때 이런 현상이 더 오기 쉽다. 이런 여러 원인 가운데 열성 전염병이나 중풍, 혼수 따위로 코를 고는 경우는 아주 좋지 않다.

질병이 있을 때도 코를 골지만 어떤 질병이 생기기 전에 코를 고는 경우도 있고, 코를 고는 것이 어떤 질병을 일으키는 원인이 될 수도 있다.

예를 들어 수면무호흡증후군이라는 것이 있는데 코를 고는 사람 가운데 30~40%가 이런 증후군을 보인다. 이 증후군은 한참 코를 골다가 마치 숨이 끊긴 듯이 호흡을 멈추기도 한다. 코를 골면 기도가 막혀 산소를 충분히 공급받지 못하므로 산소 조절기능이 흔들려 아침에 일어나도 졸리고, 대낮에 앉은 채로 코까지 골면서 잠을 자기도 한다.

이렇게 되면 의욕이나 기억력이 떨어지고 쉽게 피로하며 두통에 시달리게 마련이다. 심하면 인격 장애나 부정맥이 올 수도 있고 어린이의 경우는 이 증후군으로 사망할 수도 있다. 하루에 일곱 시간 가량 잔다고 할 때, 십 초가 넘게 호흡이 중단되는 횟수가 삼십 회를 넘으면 이 증후군으로 볼 수 있다.

생활에 지장을 받을 정도로 지나치게 코를 곤다면 그 원인이 되는 질병을 치료해야 한다.

특별한 질병도 없이 코를 심하게 곤다면 침 치료를 받거나 지압식 마사지를 꾸준히 해보라고 권하고 싶다. 지압식 마사지는 혼자서 간단하게 할 수 있다. 두 콧방울의 바깥쪽으로부터 입술 쪽으로 뻗어 있는 두 개의 홈에 가운데 손가락의 바닥 전체를 대고 아래위로 자꾸 문질러 주며 이때 코의 양 옆 전체를 같이 마찰하면 좋다.

12. 후각과 향수

후각은 취각이라고도 한다. 후각기는 섬모를 갖춘 후세포와 지지세포로 이루어져 있는 후상피다. 공기 중의 냄새가 후각기에 이르러 표면의 점막으로 녹아 들어간 다음 감각세포 안의 지질에 용해되어 세포를 흥분시켜 그 냄새를 느끼게 되는 것이다.

한의학에서는 냄새를 5장과 연계를 짓는다. 그래서 비린내가 심하게 나는 약초인 어성초가 폐 질환에 쓰이고 방향성이 강한 곽향이 건위나 지사 약물로 쓰이며, 썩은 된장 냄새가 패장의 수독증 치료제로 쓰이는 것이다.

우리나라에서는 향수 문화가 발달하지 못했다고들 하지만 꼭 그런 것만도 아니다. 사향을 허리춤에 차고 남편의 사랑을 불렀고, 용연향을 칠한 부채와 발을 늘어뜨리고 여름 더위를 물리치려 한 것만 보아도 우리나라 향수 문화가 없었다고 말하기는 어렵다.

더구나 한충향이라 하여 온갖 향과 약가루를 섞어 반죽한 뒤 금실로 엮어 흰 말총으로 만든 갑에 넣어 패용하기도 했으며, 용뇌향을 베갯속에 넣어 악몽을 물리치고, 그 향기로 연정을 불러일으키기도 했다. 백단향, 자단향으로 목욕을 해서 몸에 향기가 배게 하거나, 향기 좋은 꽃잎과 줄기를 말려 가루를 내어 두었다가 유지에 배합하여 작은 도자기 용기에 담아 두고 손끝에 묻혀 사용하는 풍류를 즐기기도 했다.

향수라는 낱말은 '연기를 통하여'라는 뜻을 가지고 있다. 옛날에는 불로 연기를 피워 영적 교류를 시도했는데, 이때 온몸에 향을 씌워서 축복이나 혜택을 입으려고 한 것이 향수 문화의 뿌리인 것이다.

아직도 인디언 부족이나 아프리카 및 인도네시아 원주민들은 환자 곁에 향내 나는 풀이나 나무를 태우면서 병을 고치려는 풍습에 남아 있다. 이것은 단순한 무속이 아니라 치료 효과를 기대해 봄직한 의학적 의식으로 실제로 살균 효과를 인정할 수 있으며 냄새가 후각기를 거쳐 세포에 각성 효과를 줄 수도 있다.

그러니 향수를 좀더 다양하게 개발하여 질병 치료에 응용할 방법을 찾았으면 한다. 졸릴 때 박하 기름을 눈꺼풀에 조금 바르면 잠이 달아나고, 코가 막혀 숨쉬기 힘들 때 용뇌향을 코끝에 바르면 코가 시원하게 뚫린다.

또 협심증으로 가슴이 조이고 통증이 있으면 장뇌향을 조금 복용하는 것이 좋고, 기절을 했거나 중풍 따위로 인사불성이 된 경우에는 사향을 복용하면 회복이 빠르다. 음식에 체해서 배가 아프고, 뒤틀릴 때는 초과향을 조금 복용하면 좋다. 이런 것들이 모두 향수 의학이라 불릴 만한 것들이다. 또 요즘은 사과향이 신경안정제 역할을 한다 하여 신경이 불안해져 쉽게 잠을 이루지 못하거나 머리가 아프며 입맛이 떨어졌을 때 사과향을 자주 맡으라고 말한다.

13. 귀 관리

나이가 들어도 귀는 계속 자란다. 그래서 20대와 70대의 귀의 길이는 차이가 있다. 길이 뿐 아니라 귓바퀴도 두꺼워지고 귀의 너비도 증가한다. 사실 이것은 남성보다 여성의 경우에 더 심하게 나타나는데, 그래서 나이가 들면 부처님 귀처럼 귀가 늘어지는 여성들이 많다.

귀를 젊게 하는 방법을 보자.

(1) 무거운 귀걸이는 피하라

여자들의 경우 귀가 쉽게 늘어나기 때문에 무거운 귀걸이는 피하는 것이 좋다. 또한 귀에도 주름이 생기는데 이 역시 귀의 근육이 늘어나면 쉽게 생긴다. 옆으로 누워서 자면 귀 옆에 주름이 많이 생기므로 잠자는 자세도 주의하도록 한다.

(2) 하루에 한번씩 귀를 잡고 앞뒤로 잡아당기는 마사지를 한다.

이러한 마사지는 귀의 근육이 늘어나는 것을 방지하는데, 단 너무 세게 잡아당기면 오히려 해가 될 수 있으므로 주의한다.

(3) 너무 시끄러운 곳은 피한다.

피치 못할 사정일 경우에는 1시간에 10분 정도는 조용한 곳에서 귀를 쉬게 한다.

(4) 항상 귀를 건조하게 유지한다.

샤워를 한 후 반드시 면봉으로 습기를 제거한다. 특히 수영을 한 후에는 물기를 털어내도록 한다.

(5) 코를 너무 세게 풀지 않는다.

코를 너무 세게 풀면 귀가 멍멍해지는 경험을 해본 적이 있을 것이다. 이렇게 강한 자극을 주는 것은 바람직하지 못하다.

14. 귀와 내장

'이목구비'라 하여 귀를 가장 앞에 두고 있는 것은 귀가 오관의 바탕이 되고 심성과 음덕의 근본이 되며 생명력의 뿌리가 되기 때문이다. 귀는 뇌수를 관장하고 가슴을 통하여 마음을 다스리기 때문에 사람의 품성과 덕망과 인정 등을 볼 때는 귀를 살펴야 한다는 말이 있다.

우리 몸의 오장육부 중에서 귀를 총 주관하는 것은 신장이다. 따라서 신장의 기운이 왕성하면 귀가 밝고 총명하며 신장의 기운이 허하면 귀가 어둡고 머리가 혼탁해진다. 관상학에서는 귀가 두텁고 단단하며 높이 솟고 길면 신장의 기운이 왕성하여 장수, 건강, 명예, 부귀할 상이라 보고 있다. 삼국지의 유비도 귀가 유달리 컸으며 이성계의 귀도 명나라의 사신이 탄복할 정도로 컸다고 한다. 신라 경덕왕의 귀는 당나귀 귀만큼 컸다고 전해지고 있다.

이처럼 전체적으로 귀를 주관하는 것은 신장이지만 귓바퀴는 담이, 귓밥은 위장이, 고막은 폐가, 귓구멍과 이후고골은 신장이 각각 맡아서 다스리고 있다.

한방에서는 신장을 비뇨생식기와 내분비기능을 총괄하는 장기로 본다. 따라서 신장과 연계된 귀는 정력과 밀접한 관련이 있다. 귀가 크고 귓불이 축 늘어지도록 살집이 좋고, 색택이 선명하며 단단하면 정력은 일품이라고 보아도 좋다.

① 귀가 작고 살집이 없으면 생식기도 빈약하다.
② 귀가 크고 살집이 풍부하면 생식기능도 좋다.
③ 귀는 작되 살집이 풍부하면 생식기 자체의 형태는 빈약하지만 성행위의 기교가 뛰어나다.
④ 귓불의 살이 얇거나 귓구멍이 큰 경우, 또 귓바퀴가 밖으로 뒤집혀 있는 여자들은 평범하고 행복한 결혼 생활을 하기 어렵다.

귀가 크고 긴 사람은 성격이 담대하고 귀가 작은 사람은 의지가 강하며 감수성이 풍부하면서도 교활한 면이 있다. 귀가 짧고 폭이 넓은 사람은 어딘가에 편향된 경향이 있으며, 귓밥이 짧고 형태가 좋지 못한 사람은 범죄를 저지르는 경우가 많으며 성격도 매우 이기적이다.

귀의 건강을 위해서 가장 중요한 것 역시 원활한 혈액순환이다. 따라서 매일 아침에 일어나면 손가락으로 귀를 마찰시켜 주는 것이 좋다. 특히 신장이 약한 사람들은 중이염 등과 같은 귓병이 많이 생기는데, 이러한 것을 방지하기 위해 귀를 만져주어 혈액순환을 활발히 촉진시켜 주어야 한다.

귀는 자기 스스로 움직일 수 없는 곳이기 때문에 수시로 만지고 마찰을 시켜 주는 것이 좋다. 특히 귀의 혈관들은 신장으로 연결되어 있기 때문에 이러한 운동은 곧 신장을 보호하고 튼튼히 하는 일이 된다.

15. 인중과 생식기

인중은 코밑, 윗입술 사이의 홈을 말한다.

한의학에서는 일찍이 인중을 방광과 자궁의 반응처로 보았다. 그래서 여성은 인중이 길면 길수록, 깊으면 깊을수록 성감이 오묘하다고 하였다. 반대로 인중이 짧거나 희미하면 자궁이 극도로 약하거나 불임에 시달리는 경우가 많다.

인중에 색이 나타나면 방광이나 자궁이 아픈 것이다. 그 색조가 흩어진 것처럼 보일 때는 단지 동통이 있을 뿐이지만 색조가 집중되어 나타난다면 종양성 질환을 의심할 수 있다. 이렇게 인중에 나타난 색을 살펴 아랫배의 질병을 가늠해 볼 수 있다.

폭음폭식 때문에 위병이 나거나 음부가 불결하면 인중에서 끝이라 할 수 있는 입술 부근에 윤기 있는 종기가 난다.

여성뿐 아니라 남성도 인중으로 음경이나 아랫배의 질병을 가늠해 볼 수 있다.

남성의 코 바로 아래 부근에 색이 나타나면 아랫배에 질병이 생긴 것이며, 또 그 아래에 색이 나타난 것은 고환에 병이

나는 것이다. 인중이 홈에만 색이 나타났을 때는 음경통이 오고, 그 부위 가운데 상부에만 색이 있으면 음경 근부에 동통이 오며, 하부에만 나타난다면 귀두에 동통이 찾아온다.

제 9 장 피부색과 이상

1. 피부색 이상

사람의 피부색을 결정하는 것은 주로 멜라닌과 헤모글로빈이지만 그 외 헤모지데린, 비릴빈, 금속, 약제, 카로틴 등도 관계한다.

일반적으로 피부색소 증강은 멜라닌 색소의 증가에 의한 경우가 많으나 때로는 다른 색소도 관계하고 있다.

멜라닌 색소에 의한 색소 증강은 광범위한 것과 일부에 국한되는 것이 있다. 또 멜라닌 색소의 침착이 주로 표피 기저층에서 증가하여 갈색조를 띠는 형과 멜라노사이트가 신피 내에 존재하거나 또는 표피 세포의 붕괴에 의해 멜라닌 색소가 표피 내에 떨어져 청색, 회자갈색을 띠는 형이 있다.

멜라닌 색속의 감소 내지 소실에 의해 피부는 흰색을 띠는데 이것은 표피 기저층에 분포하는 멜라노사이트 기능의 저하 또는 감소 내지 소실에 의한 것이다.

혈관 기능이 국한적으로 이상해지면 혈관이 확장되지 않고 주위가 홍조를 띠는 그 부분만 창백해진 채 있다(빈혈성 모반). 이 경우는 멜라닌은 정상적으로 분포해 있어도 혈관이 수축하기 때문에 상대적으로 헤모글로빈의 양이 적어져 창백하게 보인다. 혈관증의 한 형인 적포도 주반(酒班)은 확장된 혈관이 많아 적색반(赤色班)으로 보이는 것이다.

간염 등으로 황색을 띠는 것은 비릴빈이 피부, 점막에 침착하기 때문인데 그 외에도 피부가 황색을 띠는 것은 카로틴(감피증)이나 리코펜 등의 카로티노이드 침착 때문이다.

은(銀)이 피부나 점막에 침착되면 특유한 회자청갈색을(은피증) 띠는데 은피증에서는 동시에 멜라닌 침착도 곁들여 진다.

약제 장기 투여에 의해 피부에 약제가 침착되고 또 멜라닌 증가를 동반하는 색소 침착을 볼 수 있다.

따라서 색소 이상을 가져오는 원인으로써 ①유전성, 내지 선천성(모반성) ②대사장애 ③내분비 장애 ④화학물 또는 약제 ⑤물리적 요인 ⑥염증 ⑦감염 ⑧자기 면역 ⑨종양 ⑩노화 등을 언급할 수 있다.

2. 색소 침착증

(1) 내분비 장애에 의한 것

아디슨병에 의한 색소 침착은 아디슨형 색소 침착이라고 한다. 전신 피부에 갈색 색소 침착을 볼 수 있는데 특히 노출부, 관절, 배면 등 마찰이나 자극을 받는 부위, 손바닥 마디, 배꼽 부분, 겨드랑이, 음부에 심한 색소 침착을 나타내고, 구강점막 특히 치육, 구순점막, 혀에 색소반을, 또 손톱에 색소선조를 동반한다.

(2) 황색 색소 침착에 의한 것

간 질환으로 황색을 띠는 것을 황달이라고 하는데, 황색을 띠는 색소는 다음과 같은 것이 있다.

① 비릴빈 : 담즙에 포함되는 황색 색소이다. 담관이 조이게 되는 병

② 카로틴 : 오렌지, 당근, 시금치, 복숭아 등과 과식하거나 그 주스를 대량으로 마시면 카로틴 혈증이 되어 갈색을 띤다.

③ 리코틴 : 토마토를 과잉 섭취하면 리코틴혈증이 되어 마찬가지로 피부는 황색을 띤다.

(3) 금속 침착에 의한 것

은은 액제로서 쓰이던 적도 있고 환약에 함유되어 있는 경우도 있다. 국소(局所)에 이용하는 경우가 있어 체내에 흡수되어 피부에 은이 침착되면 화자청자색을 띠게 된다.

(4) 대사 장애에 의한 것

만성간부전이 있으면 광범위(미만성)하게 아디슨형 멜라닌 색소 침착을 보인다. 비릴빈이나 금속 등의 침착을 동반하여 복잡한 색조를 띠지만 검사에 의해 확정 진단은 용이하다.

(5) 그 외의 원인에 대한 것

전신성 강피증(全身性强皮症)에서는 피부 경화와 함께 미만성 멜라닌 색소 침착이 생기지만 일부에 색소탈실반(色素脫失班)을 동반하기도 한다.

3. 색소 탈실증(色素脫失症)

머리카락 및 눈의 색소 탈실을 동반하고 전신 피부의 색소 탈실을 나타내는 것이 있다.

전신의 피부, 모발, 눈의 멜라닌 색소의 감소 내지 소실에 의해 백색 피부와 백 브로드, 황색, 담갈색, 갈색 또는 적색 모발과 청색, 녹색 또는 회색 눈을 갖는 경우이다.

전신성(범발성, 만피부형) 백피증은 멜라닌 색소의 생산에 작용하는 산소 티로디나제의 작용이 전혀 없거나 약하지만 작용이 있는 것은 여러 가지이다. 따라서 모발의 색도 여러 가지이다. 산소의 작용이 있는 것은 성장과 함께 모발의 색이 짙어지는 경우가 있다.

그 외의 백피증으로 세피막, 동증후군(東症候群), 페닐케톤요증(尿症), 전신성유백피증(全身性類白皮症)도 전신의 피부, 머리카락, 눈의 멜라닌 색소가 적고 색이 엷어져 있다. 유전성이며 선천적인 병이다.

4. 부분적 색소 탈실증

어느 일정 부위가 국소적으로 희게 보이는 경우를 백반이라 하는데 이 색소 탈실은 표피와 멜라노사이트가 전혀 없거나 극단적으로 감소되어 있는 경우, 멜라노사이트는 있어도 멜라닌 색소를 생산하는 양이 적은 경우가 있다.

부분적 백피증은 태어나면서부터 몸의 일부에 백반(白斑)이 있는 것으로 평생 변하지 않는다. 우성 유전성이다.

5. 느슨해진 피부

나이가 들어 피부가 탄력을 잃게 되면 곧 피부가 느슨해진 현상이 나타난다.

피부 진피층 속의 세포에는 콜라겐, 엘라스틴 등으로 구성된 지주가 있다. 이들 물질의 섬유가 감소되고 일부 섬유세포가 결합되어 딱딱해지면서 유연성을 상실하면 피부가 느슨해지게 된다. 피부가 느슨해지는 부위는 눈 주위, 볼, 아래턱의 순서로 진행된다.

일단 피부가 느슨해지는 느낌이 있을 때는 우선 피부의 신진대사를 높이는데 중점을 두고 적극적인 안마와 얼굴 근육의 운동을 하는 것이 좋다.

피부 탄력의 원동력은 진피층에 있으므로 진피층에 충분한 수분을 공급해주는 것도 피부를 탱탱하게 하는데 효과적이다.

이때 화장수를 바르면 좋다. 화장수는 들깻잎이나 어성초 등으로 만든 것이면 느슨해진 피부에 탁월한 효과를 거둘 수 있다. 이외에도 녹차나 우엉 등이 함유하고 있는 끈적거리는 액체 또한 피부의 탄력을 촉진시키는 데에 훌륭한 효과가 있다.

피로와 수면 부족은 피부의 아름다움을 해치는 가장 큰 적이기 때문에 수면의 양이 충분해야 하는 것은 피부를 보호하는데 있어 가장 중요한 요건이 된다.

그리고 잠자리에 들 때는 반드시 화장을 말끔히 지워서 모공이 막히지 않도록 해야 한다. 그래야만이 피부의 신진대사가 왕성해지고 피부의 피로를 말끔히 해소시켜 줄 수가 있다.

적당량의 피하지방은 피부를 지탱하는 기초가 된다. 그런데 만일 음식 섭취가 너무 적어서 영양의 불량상태가 되면 갑자기 야위게 되고 피하지방이 감소하는데 이 역시 피부를 느슨하게 하는 원인이 된다. 따라서 피부의 탄력을 유지하기 위해서는 평소 균형 잡힌 영양섭취를 하는 것이 중요하다.

6. 피부노화와 소양증

피부에 다른 질병이나 병변이 없는데 어딘가 몹시 가려운 때가 있다. 이런 소양증이 노인에게 많다. 이런 노인성 피부소양증은 내장질병의 증상으로 나타날 때도 있으나 노인들에게는 피부의 노화가 원인이 되어 나타난다.

피부 겉면에는 지방막이 있어 세균이나 자극으로부터 피부를 보호하여 준다. 지방막은 한선에서 분비되는 땀과 피지선으로부터 분비되는 피지가 혼합된 것으로 노화에 의하여 이러한 분비가 쇠퇴해지면 지방막도 적어진다. 그렇게 되면 밖으로부터의 자극을 충분히 방어할 수 없게 되며 가벼운 자극이라도 가려움을 느끼게 된다. 땀이나 피지의 분비가 적은 겨울에는 증상이 더 심하게 나타난다.

예방 치료법으로는 목욕 횟수를 줄인다. 지나치게 피부를 씻지 말아야 하며 목욕 후에는 식물성 기름(올리브기름)을 바른다. 온천 탕을 이용하는 경우는 유황천보다 단순천이나 알칼리천을 택하는 것이 좋다. 그래도 가려운 경우에는 요소가 함유되어 있는 연고를 바른다.

7. 피부암

우리의 피부에 생기는 종양에는 양성인 것과 악성인 것이 있다. 양성인 것은 미용상 문제, 또는 대인관계의 문제가 되지만 그대로 두어도 상관없는 것이다. 악성인 것은 방치해 두면 점점 커지고 다른 곳으로 전이되어 마침내 생명을 빼앗게 된다.

암이 되는 것은 처음부터 암으로 생겨나는 것과 처음에는 암과 같은 악성도를 지니고 있지 않다가 악성이 되는 것이 있다. 암 치료는 철저하게 해야 하지만 전암 상태인 경우는 처음부터 대단한 치료를 필요로 하지는 않는다.

또 치료 시점에서는 암이 아니지만 방치 해 두면 암이 발생하게 될 듯한 피부병도 있다. 이것을 암의 발생 모지(母地)라고 한다. 이것은 필요에 따라 전암 상태를 보이므로 예방 치료가 절대적으로 요청된다.

8. 피부병과 찜질

피부를 늘 더운물로 씻거나 알칼리성이 강한 비누로 씻으면 피부에 있는 보호성 오일막이 손상되어 피부가 거칠어지고 터서 병균에 대한 저항력이 약해진다. 이렇게 되면 병균들의 감염으로 피부병을 더 악화시킬 수 있다.

피부가 건조한 사람 또는 피지선의 분비기능이 약해진 노인들이 피부를 더운물에 저질의 비누로 씻거나 더운물로 찜질하면 피부가 더 건조해지면서 가려움을 느끼게 된다. 피부에 염증성 변화가 있어 홍색으로 되고 수포가 생기고 진물이 나올 때 온수로 찜질을 하면 확장되어 있는 모세혈관이 더 확장되면서 진물이 더 많이 나오게 된다. 그러면 병이 더 심해질 수 있다.

샤워 후에는 반드시 바디로션을 발라서 피부를 부드럽게 유지하도록 해야 한다.

9. 무좀

(1) 무좀 예방

무좀 감염으로 고생하는 사람이 있는가 하면 무좀에 감염되었다가 스스로 없어지기도 한다. 즉 체질에 따라 왔다 갔다 하는 기간이 상이하다.

감염은 습한 곳, 공기 유통이 좋지 않은 곳, 땀이 많이 나는 부위 등에서 감염이 심하다. 따라서 운동으로 땀을 많이 흘린다든가 공기 유통이 불량한 신발에 의해서 또는 땀을 잘 흡수하지 못하는 나일론 양말을 신음으로써 감염되기가 쉽다.

곰팡이 종류는 피부 접촉에 의해서 감염될 수 있고 알레르기는 공기를 통해서 감염될 수 있다.

감염 여부를 알기 위해 발을 자주 관찰해야 한다. 무좀은 95%가 발가락 사이에서 나타난다. 이들 중 95%는 증상이 안 나타나거나 느끼지 못하고 있다.

발이 덥고 습한 기후에서 잘 나타나고 운동 후나 공동 수영장에서 맨발로 디닐 때 감염될 수 있다. 또한 다리 상처로 인해 감염되는 경우도 있다. 감염 후 증세는 2~4주 후에 많이 나타난다. 급성적인 증세는 박테리아와 곰팡이가 같이 있을 때 더 쉽게 증세가 나타난다.

증상은 발가락 사이의 피부 상처로 나타난다. 상처에서 냄새가 나고 피부는 찢어지며 깊게 패이기도 한다. 그로 인해 통증이 나타난다. 또한 가려움이 심해진다. 경우에 따라서는 피부가 건조하고 습하고 비늘 같은 것이 생기기도 한다.

발가락, 손가락, 발톱 등에서도 증세가 나타난다. 발톱에 감염되면 치료가 더욱 어려워진다. 따라서 무좀은 예방하는 것이 최선의 대책이다.

대표적인 예방 대책을 보자.

① 샤워 후에는 발을 잘 건조시킨다.
② 양말은 나일론보다는 땀을 잘 흡수하는 면양말이 좋다.
③ 신발을 꽉 끼는 것보다는 여유가 있어야 하고, 샌들은 더욱 좋다.
④ 신발은 공기가 잘 통하는 것이 좋다.
⑤ 공중 장소에서 맨발로 다니는 것은 금물이다(수영장, 샤워장, 라커룸 등)
⑥ 발가락 사이가 가려우면 하루 두 번 이상 예방약을 사용한다. 연고를 충분히 발라준다.
⑦ 무좀이 곰팡이에 의한 것인지 박테리아에 의한 것인지 조사해야 한다. 그러나 이는 전문가도 판정하기 어렵다.

일단 무좀에 걸렸으면 발과 발가락 사이를 항상 청결하게 유지하면서 집에서 치료하든지 아니면 발 전문의를 찾아야 한다. 무좀이 심하지 않으면 집에서 치료할 수 있으며 방법은 식초와 물의 분량을 1대 5 비율로 탄 후 15분 정도 발을 매일 씻는 것이다. 의사의 처방 없이 구입할 수 있는 연고들이 많으나 그 중에도 Tolnaftate, clotrimazone, ketoconazole cream이 효과가 좋은 것으로 알려졌다.

무좀은 다른 사람에게 옮겨질 수 있으므로 무좀에 걸린 사람의 양말은 크로락스를 넣어서 세탁을 해야 한다. 그렇지 않으면 가족들에게 무좀을 옮길 수도 있기 때문이다.

여름에 여행하면서 많이 걸을 경우 운동화를 신는 것이 좋으며, 시중에서 구입할 수 있는 풋 파우더를 바르면 발의 습기 제거에 도움이 되어 무좀을 예방할 수 있다.

당뇨병 환자는 면역 기능이 약하기 때문에 무좀이 생기면 잘 낫지 않으므로 여름철에 무좀에 각별히 주의를 해야 한다. 발 환자의 75% 이상은 여성들로 대부분의 경우 굽이 높은 구두를 신고 직장 생활을 하는 여성들이다. 이 여성들은 엄지발가락에 문제가 생겼거나 발가락에 티눈이 생겼거나 발바닥에 굳은살이 있거나 발뒤꿈치가 아플 때 의사를 찾고 있다.

전문의는 여성 구두의 굽은 1인치 미만이 좋으며 그 이상은 나쁘다며 굽이 높은 구두를 할 수 없이 신어야 하는 여성들은 퇴근 후 운동화와 같은 편한 신발로 갈아 신는 것이 좋다고 조언한다.

이외에 발톱에 곰팡이가 번식해 색깔이 노랗게 되고 두꺼워지는 발톱 무좀이 있는데 통증보다는 미관상의 이유로 치료를 받게 된다. 최근에 치료 효과가 좋은 바르는 약들이 많이 나오고 있다.

(2) 무좀 치료

무좀은 한번 걸리면 완치가 어려운 만큼 예방 이상 좋은 치료가 없다. 매일 아침, 저녁으로 발을 깨끗하게 씻고 말끔히 물기를 닦아낸 다음 발가락 사이에 솜이나 휴지를 끼워 낮 동안 땀으로 피부가 달라붙지 않도록 해주면 무좀은 예방할 수 있다. 무좀은 발바닥에 쌓이는 노폐물을 영양으로 번식하는 진균류라는 미생물이 원인이 된다. 발에 아무리 살균제를 발라도 이 곰팡이의 영양이 될 수 있는 먹이가 있는 한 낫지를 않는다.

발전체의 노폐물을 잘 안마하여 없애고 살균하여 발을 건조하게 유지하는 데 유의한다. 또 발등에 있는 태백과 상구, 엄지발가락 발톱 옆에 있는 은백을 지압한다.

민간요법으로~

① 마늘

마늘 한쪽을 갈아서 무좀이 있는 부위에 바르고 10분 정도 지난 후 비누로 깨끗이 씻어낸다. 그러면 약 일주일 후에 무좀은 거의 없어진다.

② 식초

식초의 강력한 살균 작용은 식중독 예방뿐 아니라 난치성 무좀 치료에도 이용할 수 있다. 무좀은 백선균이라고 하는 진균이 원인으로 발끝이나 발가락 등에 발생하는 피부병의 일종이다. 백선균은 피부의 각질층이나 손톱 등에 기생하여 가려움, 부종, 발진 등의 증상을 일으킨다. 하루 종일 구두를 신고 있는 사무직원들의 발에 무좀이 잘 발생한다. 특히 여름에는 땀이 많이 나므로 무좀이 성하기 쉽다. 이러한 만성적 무좀에 식초 요법이 좋다는 것은 민간요법으로서 옛날부터 잘 알려져 있다.

무좀치료(마늘

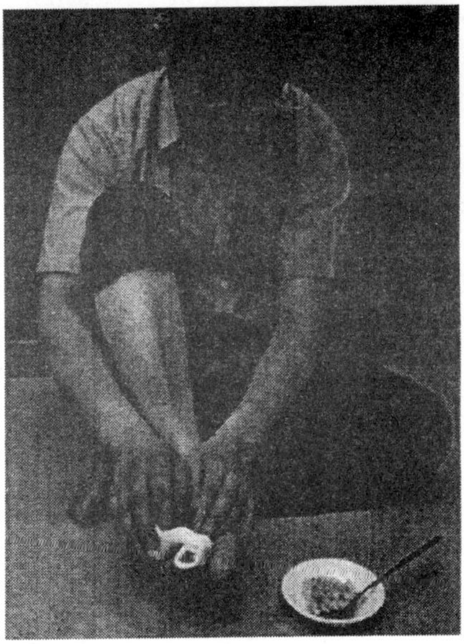

③ 생강즙

생강즙이 무좀과 원형 탈모증에 효과가 있다. 그것은 생강에 함유되어 있는 매 운 성분과 방향 성분이 살균 작용과 염증을 제거하는 작용을 하기 때문이다. 무좀 치료법은 물 1ℓ에 잘게 썬 생강 50g을 넣고 강한 불에 끓인다. 끓기 시작하면 보통 불에서 약 15분 동안 끓여서 식힌 생강 물에 무좀이 있는 부위를 10분 동안 담근다. 작은 물집이 생기거나 발뒤축과 발바닥이 굳은살처럼 되는 무좀에는 하루 한번 생강즙을 통증 부위에 붙인다. 그러면 무좀이 치유된다.

④ 무궁화나무 껍질

잘게 썬 것 50g에 물 1ℓ를 붓고 30분 동안 끓인 다음 식혀서 국소를 자주 씻는다.

⑤ 명태 껍질, 식초

마른 명태 껍질을 구워서 부드럽게 가루 낸 다음 식초에 개어서 바른다.

⑥ 대추나무 잎

짓찧어 즙을 짜서 무좀 국소에 바른다. 대추나무 잎을 신발바닥에 깔고 또 발가락 사이에 끼우고 다녀도 좋다.

⑦ 소루장이 뿌리

짓찧어 즙을 짜서 국소에 바른다.

⑧ 붕산, 황경피나무 껍질가루

붕산과 황경피나무 껍질가루를 2:1의 비율로 섞어 무

좀 국소에 열이 나도록 문지르면서 바른다.

⑨ 달걀 기름

삶은 달걀노른자로 기름을 내어 무좀 국소에 바른다.

⑩ 뽕나무 잿물

잎, 가지, 뿌리 등을 함께 태운 재에 물을 부어서 잿물을 받아 무좀 국소를 10~15분 동안 담그고 있는다. 파랗게 물이 오른 뽕잎을 달인 물에 담그고 씻어도 된다.

⑪ 가래나무

잎과 껍질을 짓찧어 즙을 짜서 무좀 국소에 바른다.

⑫ 마늘즙, 식초

마늘을 짓찧어서 낸 즙과 식초를 같은 양으로 섞어서 국소에 바른다.

⑬ 오동나무 잎

신선한 것을 짓찧어 즙을 짜서 국소에 바른다.

10. 건성형과 습성형 무좀

발바닥과 가장자리 발가락 사이 등에 가려운 작은 수포가 생기고 빨개져 껍질이 벗겨지는 피부병은 속칭 무좀(족백선)이라 부르며 발의 트러블 중 많은 것 중의 하나이다.

특히 통근 생활을 하는 비즈니스맨이나 여사무원은 하루 종일 구두를 신고 있기 때문에 무좀에 걸리기 쉽다. 구두 속은 무좀에 있어서는 좋은 온상이다. 어느 날 갑자기 발가락 사이가 가려워져서 무의식중에 긁으면 빨개져 껍질이 벗겨진다. 물론 심해지면 여러 가지로 손을 써도 치료하기 어려운 것이 특징이다.

무좀은 일반적으로 선균이라 불리는 진균의 일종이 발에 감염되어 일어난다. 백선균이 원인인 무좀은 오로지 발에만 생기며 손 등에 생기는 일은 없다.

무좀에는 건성형과 습성형이 있으며 병의 형태는 다음의 3가지로 나눌 수 있다.

① 지간형 무좀

발의 제2, 제4 발가락 사이에 특히 생기기 쉬우며 빨개져 껍질이 벗겨지고 점점 부어서 퉁퉁해진다. 습성형이다.

② 작은 수포형 무좀

발바닥과 가장자리에 작은 수포가 드문드문 생기거나 다발로 발생해 점차로 빨개져 껍질이 벗겨진다. 무좀 중에서는 가장 가려움이 심한 것이다.

③ 각화형 무좀

발바닥 전체에서 가장자리에 걸쳐 각질 증상을 일으켜 피부가 벗겨지고 갈라짐을 일으킨다. 가려움이 있는 경우와 없는 경우가 있다. 건성형이다.

무좀이 심해지면 발톱까지 너덜너덜해 지는 수가 있는데 이것을 조갑백선이라고 한다.

겨울철에는 경쾌한 것이 이 병의 특징인데 온방의 보급 등으로 겨울철에도 발병하거나 심해지는 수가 있다. 10세 이하의 아이들 발 중에도 드물지 않으며, 발 닦는 매트나 슬리퍼, 양말, 마루 등을 매개로 가정 내 감염을 볼 수 있다.

평소 발을 청결히 유지하는 것이 중요하다. 특히 스포츠나 고열인 환경 아래에서 작업하는 사람 등 발한이 현저하며, 빨리 불결하기 쉬운 사람, 팔과 다리가 다한증인 사람은 타인에게 감염되기 쉬우므로 항상 발을 청결히 하고 발이 닿지 않도록 신경 쓴다.

지간형과 작은 수포형 치료에는 항백선제 연고를 하루에 2~3번, 1~2개월간 매일 계속해서 도포한다. 도포는 환부를 잘 씻고 나서 한다. 입욕 후의 도포는 외용제가 각질층 심부로 침투하기 때문에 효과직이다.

치료하기 어려우며 발톱까지 침범된 각화형인 경우는 내복약도 병용하게 되므로 의사의 지시에 따른다.

제 10 장 피부염

1. 접촉 피부염

접촉 피부염에는 기성 접촉 피부염과 비알레르기성 피부염(지루성 피부염)이 있다.

(1) 비알레르기성 자극성 피부염

강한 외계 자극물이 피부에 작용하여 직접 피부 세포에 장해를 준 결과 일어나는 습진이다. 산, 알칼리 등 각종 화학약품, 옻나무, 은행나무 등의 식물 수액(樹液)등이 외부로부터의 자극물이 된다.

외부의 자극물이 부착된 부분의 피부에 얼얼한 자극감 또는 가려움을 동반하는 발적(發赤)이 출현한다. 발적 부위는 부어오르고 표면이 소수포(小水疱)를 다발시키고 수포가 터져 침출액을 묻히며 동시에 가피(痂皮)를 형성하게 된다. 증상은 자극의 강도에 따라 결정되고 자극이 심하면 피부 괴사(壞死)를 가져오고 궤양(潰瘍)을 형성하게 된다. 이런 상태에 대해 화학열상(화학 약품에 의한 화상)이라고 부르고 있다.

(2) 알레르기성 접촉 피부염

자극물이 피부를 통과하여 체내로 들어가 생체 내에서 알레르기 상태를 만든다. 이런 알레르기 상태에 있는 사람의 피부에 다시 자극물(알레르겐)이 부착되면 알레르겐이 작용한 부위에 일치하는 습진이 출현한다. 이런 경우를 알레르기성 접촉 피부염이라고 부르고 있다.

알레르기 상태를 만들기 위해서는 옻나무, 은행나무와 같이 일단 자극성 피부염을 일으키고 그 자극성 피부염이 치료되는 동안 알레르기 상태를 유도하는 경우(사람은 2주 전후)와 자극성 피부염의 증상을 모르고 있는 동안에 알레르기 상태가 완성되어 갑자기 알레르기성 접촉 피부염이 출현하는 경우가 있다. 후자의 경우 알레르겐을 구분해 내는데 큰 노력이 필요하다. 머리 염색약 또는 화장품을 장기간 사용하는 중에 갑자기 습진이 생기는 경우가 여기에 해당된다.

알레르기성 접촉 피부염을 일으키는 물질은 우리가 생활하고 있는 환경 속에 넘치고 있을 정도로 많다.

모자, 장갑, 지갑, 벨트, 구두, 가방 등의 피혁 제품은 피혁을 미끄럽게 하기 위해 크롬을 사용하며, 이 크롬이 알레르기성 피부염의 원인이 된다. 크롬은 피혁 제품 외에 금도금을 한 장신구, 시멘트, 가정용 세제 등에도 함유되어 있고, 그것이 피부를 여러 번 자극하면 알레르기 상태가 만들어진다. 크롬 외에 니켈, 코발트 등의 중금속도 대표적인 알레르겐이다.

화장품, 의약품에 함유되어 있는 색소나 방부제도 유명한 알레르겐이다. 식물에 의한 피부염의 대표는 뭐니 뭐니 해도 옻나무이다. 본인도 모르고 접촉하게 되는, 빈도가 높은 알레르겐이라고 할 수 있다. 이들 외에 우리의 생활환경에는 매우 많은 수의 알레르겐을 내재한 물품들이 있다.

2. 신경성 피부염

신경 계통의 장애로 몹시 가려우며 긁으면 그 부위에 만성으로 발전하는 특이한 발진이 나타나는 피부 신경증의 하나이다.

원인은 정신신경 계통 질병, 위장병, 혈액순환 장애, 생리불순, 내분비 장애 특히 갑상선기능 장애, 자기 중독 등과 관계가 있는 병으로 보고 있으나 아직 확실한 원인은 밝혀지지 못하였다.

이 병은 좁은 범위에 생기는 국한성 신경성 피부염과 넓은 범위에 생기는 범발성 신경성 피부염으로 나눈다.

국한성 신경성 피부염일 때는 목덜미, 목, 때로는 겨드랑이, 음부, 넓적다리 안쪽, 무릎을 구부리는 쪽이 발작적으로 가려우면서 점점 그 부위에 좁쌀알 혹은 팥알 크기의 만성 염증성 두드러기가 돋아난다. 일부 두드러기에는 약간의 비듬이 앉고 그 둘레가 벌겋게 변해 있다. 두드러기는 점점 많아지면서 서로 한데 합쳐져 연붉은색 혹은 붉은 빛을 띤 밤색 피진을 이루며 피부 겉면으로 약간 평평하게 도드라져 오른다.

국소의 피부는 두터워지고 긁은 자리와 딱지를 볼 수 있는데 허는 경우와 물집, 농양이 생기는 경우는 없다. 이 병은 만성으로 경과하며 쉽게 재발한다.

범발성 신경성 피부염일 때는 위와 같은 증상이 어느 한 곳에 국한되는 것이 아니라 온몸에 다 생긴다. 만성으로 경과하면 일부 경우에 농피증을 겸한다. 환자는 가려움 때문에 차츰 불안해하거나 우울해지며 신경질, 불면증 등 증상이 있다.

치료를 위한 민간요법으로 피부 가려움증이나 만성 습진에 쓰는 것은 다음과 같은 것이 있다.

(1) 호두살

호두알을 짓찧어 기름이 나오도록 꺼멓게 볶은 다음 다시 짓찧는다. 이것을 아연화 연고에 30~50%가 되도록 섞어서 국소에 바른다.

진물이 많지 않고 피부가 헐지 않았을 때에는 이것을 얇게 바른 다음 그 위에 곱돌 가루를 얇게 뿌려 두고 싸매지 않는다. 그러나 진물이 많이 나올 때에는 약을 두텁게 바르고 약천으로 싸매주며 하루 1~2번 갈아준다.

(2) 마늘

마늘즙에 참기름이나 피마자기름을 섞어서 바른다.

(3) 오미자

오미자의 씨를 빼버리고 40% 알코올에 담가 우리거나 물에 넣고 60~80℃에서 진하게 졸여 국소에 바른다.

(4) 느릅나무

물에 넣고 진한 밤색이 될 때까지 달인 다음 찌꺼기를 짜버리고 38~39℃정도로 데워서 수건에 적셔 30~40분 동안 국소에 대고 찜질한다. 느릅나무 껍질 500g에 3~6ℓ의 물을 넣고 걸쭉하게 달여서 국소에 발라도 좋고, 느릅나무 씨를 부드럽게 가루 내어 들기름에 개어 발라도 좋다.

(5) 감초

물에 진하게 달여서 피부염 국소를 자주 씻는다.

(6) 사상자

100g을 약천에 싸서 1ℓ의 물에 넣고 30분 정도 달인 다음 그 물에 수건을 적셔 30분~1시간씩 하루 4~6번 국소를 따뜻하게 찜질한다. 부드럽게 가루 내어 바셀린에 개어 하루 1~2번 국소에 발라도 된다.

(7) 버드나무

불에 태우면서 그 연기를 쏘인다. 또는 물에 넣고 끓여서 목욕을 해도 된다. 옻 피부염에도 쓴다.

(8) 피마자

깨끗한 솜에 묻혀서 국소에 바른다.

3. 아토피성 피부염

아토피성 피부염의 명칭은 최근에 흔히 듣게 된 말인데 '아토피'란 '원인이 불확실한'이라는 의미로 아토피성 피부염은 알레르기로 인한 습진으로 간주하고 있다.

아토피성 피부염 뿐 아니라 피부에 발생하는 습진은 우선 그 원인을 밝혀내는 일이 선결문제이다. 전문의의 진단을 받고 알레르기의 원인인 알레르겐을 규명한 다음에 발바닥 자극을 행한다.

발바닥 중심부의 신장, 부신, 오른쪽 발에 있는 간장 부위를 중점적으로 행하고 또한 양쪽 발가락을 충분히 비벼준다. 맨발로 맨땅이나 모래 위를 걸으면 효과가 한층 더 빨라진다. 또한 피부병에는 목욕이 중요한데 특히 복숭아 잎을 입욕제로 사용하는 것도 좋다.

4. 옻 피부염

옻의 병변은 알레르겐 또는 자극물이 처음 부착된 부위의 피부에 국한되어 습진의 병변이 출현한다는 특징이 있다. 그 들 물질이 부착된 부위에는 부착 직후(자극성 피부염), 또는 부착된 뒤 12시간 정도 지난 무렵부터(알레르기성 접촉 피부염) 피부의 위화감, 또는 가려움이 생기고 발적(發赤)이 있으며 붓는다.

심한 가려움 때문에 긁게 되면 수포가 터져 침출액이 나오고 진물과 부스럼이 섞인 습진이 된다. 긁은 손으로 다른 부위를 만지게 되어 국소에 한정되어 있던 알레르겐 자극물이 다른 곳으로 옮아가 몸 여기저기에 습진이 생기는 경우도 종종 있다.

원인은 옻에 예민한 사람이 옻나무 또는 옻으로 만든 염색약, 칠감, 옻칠한 가구, 장난감 등을 만지다가 생기는 과민성 피부염이다.

증상은 옻과 접촉한 부위가 벌겋게 되고 부으며 작은 물집, 고름집 같은 것이 생긴다. 점차 피부가 헐고 진물이 나온다. 얼굴과 손이 붓는 경우가 많다. 국소는 가렵고 화끈거리며 때로는 아프다.

민간요법의 치료제는 다음과 같다.

(1) 개미나물, 수세미오이

개미나물 전초를 짓찧은 것에 수세미 오이 즙과 식물성 기름을 넣고 개어서 국소에 바른다.

(2) 밤나무

껍질 또는 뿌리를 물에 달여서 국소를 자주 씻는다.

(3) 푸른 딱총나무

줄기와 가지 80~120g을 물에 달여서 국소를 자주 씻는다.

(4) 돼지기름

국소에 자주 바른다.

5. 발 알레르기와 발진

가끔 사람들의 발 중에는 어떤 사물에 대해 반응이 나쁘게 나타나는 사람이 있는가 하면 전혀 그렇지 않는 사람도 있다. 이런 반응 자체를 접촉피부염(Contact Dermatitis)이라 한다.

이런 병을 일으키는 요인이나 인자는 다음과 같은 경우를 생각할 수 있다.

① 맨발로 걸어 나닐 때 사고로 상처를 받은 경우

② 새로운 신발에 있는 가죽, 천, 고무 같은 것이 원인이 될 수도 있고 새로 사용한 신발에서 나오는 가루가 원인이 될 수도 있다.

알레르기 인자는 우리가 알지 못하는 엉뚱한 곳에서 나타날 수도 있다.

알레르기나 발진이 점점 악화되고 치료가 난감한 경우가 있는데 그 알레르기나 발진의 원인을 정확히 찾지 못하는 데서 오는 경우가 많다.

원인을 찾아서 치료해야 효과가 나타난다. 물론 어떤 경우에는 약국에서 무좀약 같은 종류를 사서 사용함으로 효과가 나타나는 경우도 있다. 그래도 치유되지 않으면 전문의를 찾아보는 것이 좋다.

한번 알레르기에 감염되거나 발진이 생기면 발진이 곪지는 않더라도 발열이 나고 아프며 붓고 붉은색을 나타내면서 결국 염증을 일으킨다.

이런 염증을 없애기 위해서는 집에서 따뜻한 물에 발을 담그고 있게 되면 이런 염증이 가실 수 있다.

붉은 반점이 생기는 또 하나의 이유는 곰팡이에 의해서 생길 수도 있다. 이런 곰팡이에 감염되면 발가락과 발가락 사이에서 일어날 수도 있고 발가락 위나 밖에서도 일어날 수 있다. 대부분 이런 증상은 발 주위에 습도가 높아서 일어나는 병들이다.

무좀은 맨발로 습한 곳을 다닐 때 감염될 수 있다. 예를 들면 수영장이나 헬스클럽, 샤워장에서 맨발로 다닐 때 감염되기 쉽다.

이런 병은 처방 없이 약국에서 약을 구입할 수 있는 것이 많다. 어떤 약은 효과가 있으나 같은 약이라도 사람에 따라 약효가 나타나지 않는 경우도 있다.

심할 경우에는 의사의 처방약이 요청된다. 특별한 경우에는 곰팡이 종류를 찾아서 그에 알맞은 약을 사용해야 한다.

무좀을 막기 위해서는 발을 잘 씻은 후 발가락이나 발을 잘 건조시키고 방습제를 바르거나 사용한다.

신발은 매일 같은 것을 신는 것보다는 건조시킨 후 신기 위해 다른 신을 신는 것이 좋다. 즉, 발병 예방을 위해서는 신발이 몇 개 있는 것이 바람직하다.

6. 피부 질병

(1) 안면부종

얼굴이 잘 붓는 사람들은 여러 가지 종창이 잘 생긴다. 특히 수면 후나 식후에 잘 부으며 심하면 감각이 둔해지고 눈이나 얼굴이 조금씩 돌아가기도 한다. 이처럼 얼굴이 잘 붓는 것은 위장에 이상이 있는 사람들이 많이 가지고 있는 증상이다. 위장은 원래 뜨거운 곳인데 기능이 약해져 뜨거운 열기가 강해지면 바람을 일으킨다. 즉, 위장에 풍이 생겨 그 기운이 얼굴로 올라가 얼굴이 붓고 팽창하는 것이다.

이밖에 신장이 약한 경우에도 얼굴과 몸이 잘 붓는다. 이와 같이 얼굴에 부종이 오는 것은 모두 오장육부와 밀접하게 관련된 증상이므로 겉과 속을 함께 다스려야 한다. 처방은 가지나무 삶은 물에 얼굴을 씻는다.

(2) 진버짐

얼굴에 진버짐이 나는 것은 심장과 위장이 허약하여 얼굴에 혈액순환이 잘 되지 않기 때문이다. 심하면 진물이 나기도 한다. 처방은 쌀뜨물로 세면을 하고 수시로 버짐에 쌀뜨물을 발라준다.

(3) 타박상

얼굴이나 몸이 타박당하여 피부에 멍이 들었을 때 또는 상처가 없더라도 교통사고 후나 높은 곳에서 떨어진 후에는 적절한 조치를 취해야 후유증이 없다. 처방은 부추를 끓여 마시거나 감자를 함께 넣고 부추 국을 끓여 먹는다. 또는 부추의 즙을 내어 멍든 부위에 골고루 발라준다.

(4) 부스럼

사춘기를 지나서 어른이 되어도 여드름이 곧잘 나는 사람이 있으나 이것은 여드름이라기보다 부스럼이라 부르는 것이 좋을 듯 하다.

피부가 지성인 사람에게 많은 편이나 그 원인은 식사가 불규칙하거나 영양의 균형이 맞지 않거나 수면부족, 또는 체내 노폐물의 배설작용이 부진하여 생긴다.

이 부스럼은 피부에 나는 종기의 일종으로서 살가죽의 세포 사이로 화농성 균이 들어가 염증을 일으켜서 살이 붓거나 곪아 진물이 나기도 한다. 때로는 살갗이 당겨 아프기도 하며 심할 때는 속까지 곪아 미열이 나기도 한다.

민간요법으로의 처방을 알아보자.

① 쑥잎을 태워서 재를 만들어 환부에 충분히 뿌리고 붕대로 부드럽게 감아두면 낫는다. 특히 배꼽이 헐었을 때 이 처방은 효과가 좋다.

② 밀기울을 볶아 가루를 만들어 술로 끈끈하게 반죽하여 환부에 바르면 특효가 있다. 특히 얼굴에 난 부스

럼에는 특효약이다.

③ 후춧가루와 소금을 같은 비율로 볶아서 헝겊에 싸서 여러 번 환부위로 살짝살짝 눌러주면 낫는다.

④ 미루나무 뿌리로 가루를 만들어 꿀에 개어 바르면 유효하다.

⑤ 말린 호박꼭지를 가루로 만들어 참기름에 개어 바르면 낫는다.

⑥ 연잎을 태워 밥풀에 으깨어 붙인다.

다음 발 마사지에 의한 치유방법을 보자.

규칙적인 생활과 적당한 운동을 하며 발바닥 자극은 신장의 포인트를 특히 중점적으로 행한다. 자기 전에 비벼주면 한층 효과적이다.

평소에 위와 장이 나쁜 여자가 단식기간 중에 얼굴에 부스럼이 나타났다. 아름다움을 생명처럼 소중하게 생각하는 여성으로서는 고민이 아닐 수 없었다. 초진에서는 대장, 소장, 위, 십이지장, 내분비선, 비뇨기, 간장 등의 반사부위에 이상반응을 보였다.

반사부위 치료에서 내분비기가 정상으로 되었고 간장의 기능도 회복되었으며 소화기도 다시 양호하게 되었다. 그리고 그녀는 얼굴 미용마사지도 동시에 받았기 때문에 1개월 후에는 다른 사람처럼 변했고 옛날의 아름다운 모습으로 되돌아갔으며 위장병도 동시에 치유되었다.

7. 습진

피부의 겉층에 염증성 병변이 생기는 알레르기성 피부병의 하나이다.

이 병을 일으키는 외적 요인으로는 비비거나 긁는 것, 눌리는 것(안경, 벨트) 등의 기계적 자극, 햇빛, 한랭, 온열 등의 물리적 자극 그리고 화학약제, 반창고, 옻 등 화학적 자극이 중요시되고 있다.

내적 요인으로는 중추신경 계통의 병, 위장병, 간염, 생리불순, 당뇨병을 비롯한 여러 가지 병, 일정한 약물 또는 음식물 그리고 기후, 풍토, 직업 등 환경과도 일정한 관련이 있는 것으로 알려져 있다.

급성 습진은 경계가 그리 뚜렷하지 않은 빨간 반점 또는 종창으로부터 시작한다. 약간 붓는 정도일 때도 있고 좁쌀알 또는 쌀알 크기의 물집들이 여기 저기 널려 있거나 뭉쳐 있으면서 몹시 가려운 때도 있다. 또한 물집들이 곪아 고름 집으로 되었다가 터져서 진물이 나오고 피부가 허는 때도 있다.

만성 습진은 급성형이 같은 부위에 거듭 오래 계속될 때에 생긴다. 피부 조직이 두터워지고 습진 부위가 비교적 국한되면서 몹시 가렵다. 머리, 얼굴, 외음부, 팔다리, 특히 굽혀지는 쪽에 잘 발생한다.

치료법으로는 습진에 대한 위생 지식을 알고 있어야 하며 피부를 깨끗이 보호하고 단련시키기 위하여 냉수마찰, 마른 마찰, 일광욕, 해수욕, 치료 체육을 개체 특성에 맞게 꾸준하게 하여야 한다. 그리고 습진을 잘 일으키는 요인인 질병들 특히 물질대사 장애로 오는 만성 질병, 간장 질병, 소화기 질병을 철저히 예방하고 치료해야 한다. 이와 함께 영양을 고루 섭취하며 자극성 음식은 될수록 피해야 한다.

대표적인 민간요법은 다음과 같은 것이 있다.

(1) 오이풀 뿌리

불에 타도록 볶아서 가루낸 것 30g에 바셀린 70g을 넣고 고루 섞어서 국소에 바른다.

(2) 닭털, 바셀린

닭털 태운 재 30g에 바셀린 60g을 넣고 고루 섞어서 국소에 바른다.

(3) 감자

짓찧어서 습진 국소에 붙인다. 즙을 짜서 발라도 좋다.

(4) 달걀 기름

달걀노른자를 프라이팬에 놓고 타도록 지지면 기름이 나오는데 이것을 습진 국소에 하루 한번씩 바른다.

(5) 치약, 아스피린

아스피린 2알을 부드럽게 가루 낸 데다 2배 양의 치약을 넣고 고루 섞어서 국소에 바른다.

(6) 부들꽃가루

습진 국소에 바른다. 음낭 습진에 좋다.

(7) 뽕나무 재

따뜻한 물에 풀어 우려서 습진 부위를 담근다.

(8) 소뼈, 돼지기름

소뼈를 태워 부드럽게 가루 내어 돼지기름에 개서 하루 2~3번 바른다.

(9) 알로에

신선한 알로에 잎의 가시를 떼어 버리고 깨끗이 씻은 다음 껍질을 벗겨서 즙이 나오는 쪽이 습진 부위에 닿도록 붙이고 붕대를 감아준다. 1~2시간 지나 떼어 버리되 하루 1~2번 붙인다.

8. 건선

보통 건선을 심상성 건선이라고도 하는데 건조하고 두꺼운 은백색의 비늘을 형성하는 것을 특징으로 하는 만성피부질환이다. 피진은 좁쌀알 내지 손바닥 또는 그 이상에 이르는 것으로 외부에서 자극 받기 쉬운 부위에 잘 생긴다. 손톱이나 발톱으로 이완되었을 경우 관절염을 합병하기도 한다.

원인은 확실하지 않으며 유럽인들에게 더 많다. 몹시 가려워서 긁다 보면 피부손상을 입기 십상이다. 이 같은 건선 등 피부질환은 치유하는데 효과적인 경혈은 상구와 태백, 음릉천에 있다. 상구와 태백은 엄지발가락과 연결된 뼈를 따라 위쪽 발등에 있으며 음릉천은 무릎 관절 아래에 있다. 이곳을 수시로 지압하여 자극을 주면 가려움이 사라지고 피부병이 낫게 된다.

치료사례

G부인은 인생에 있어 가장 아픈 마음의 상처를 받아가며 생활을 위해 싸우고 있었다. 가려워서 살갗을 긁으면 피부가 훌훌 벗겨져 부스러기가 되어 떨어진다. 처음에 머리가 가려워 긁고 있는 동안에 머리버짐 같은 것이 되고 피부의 부스러기가 흩어져 다른 곳에 옮았으므로 병원에 가 보았다. 기름성분의 고약을 받아가지고 돌아와 환부에 바르고 문질렀더니 차츰 나아져 나은 것처럼 보였다. 그러나 8~9개월 후에 또 머리가 몹시 가려웠다. G부인은 밖으로 환부를 치료한 것뿐이고 근본적인 체질의 개선에는 무관심했기 때문에 건선(마른버짐)이 재발한 것이었다. 그녀는 의사의 지시대로 약을 문질러 발랐는데 피부는 낫게 되었지만 손톱은 회복되지를 않았다. 이렇

게 하여 나았다가 재발하고 또 재발하여 30년 동안 머리, 피부, 손톱 때문에 고생하였다. 그녀는 다른 사람의 소개로 건강안마소를 찾아갔다. 곧 안마해 달라고 하였으나 시술자는 장기간 계속 안마하여야 낫는다고 하며 매일 30분씩 안마해 주었다. 처음으로 효과가 나타난 것은 소변에서였다. 여러 해 동안 축적된 유독물질이 점점 배설되어 소변 색깔이 커피색깔 비슷하게 되었다. 그리고 살갗의 부스러기가 줄어들고 광택도 나타나게 되었다. G부인은 대단히 기뻐하며 매일 안마를 계속하였다. 8개월 뒤에 손톱의 색깔도 완전히 회복되고 새롭게 자라나는 손톱에는 광택이 나고 낡은 손톱과는 대조적이었다. 10개월 후에 그녀는 완전히 30년간의 고통으로부터 해방되었다.

P씨는 신장염 뒤에 피부에 마른버짐이 나타났다. 곧 약을 구하여 바르거나 문지르거나 하여 열심히 피부 치료에 마음을 썼다. 그러나 완전히 나은 때는 한번도 없었다. 최후로 안마시술소를 찾아갔다. 시술자는 열심히 정성들여 안마를 했다. 처음에는 현저한 효과가 없으므로 한때 그만둘까 하는 생각도 해 보았으나 끈기 있게 계속하여 안마를 받았더니 2개월 후에 처음으로 효과가 나타났다. 소변색이 커피색처럼 검붉고 때로는 커피 찌꺼기 같은 침전물까지도 나오게 되었다. 그리고 피부도 점점 윤기를 되찾게 되었다. 12개월 후 그녀는 피부가 나빠지기 전의 건강을 회복하게 되었다.

이상의 안마요법 외에 민간요법이 있다.

(1) 무궁화나무 껍질

무궁화나무 껍질 50g를 술 150㎖에 24시간 동안 담갔다가 우려서 국소에 바른다.

(2) 도꼬마리

물에 달여서 국소를 씻는다. 일주일 정도 씻으면 구진(丘疹) 위의 비듬 층이 연화되어 떨어지고 점차 통증과 가려움, 조이는 느낌이 없어지며 침윤이 흡수된다.

(3) 새삼

전초 25g을 60% 알코올 100㎖에 일주일 동안 담갔다가 우려내서 하루 2~3번 국소에 바른다.

(4) 청미래덩굴

하루 20~40g씩 물에 달여 2~3번 나누어 식후에 먹는다.

9. 건조한 피부

이떤 사람온 피부가 건조하어 한평생 고생하는 사람이 있다.

건조한 피부가 어린 시절과 청소년 시절에는 나타나지 않다가 늙어가면서 발의 피부에 부드러움이 상실되고 습기를 잃는 경우가 나타난다. 이런 현상은 발뿐만 아니라 신체 전 부분에 나타나는 경우도 있다. 물론 신체 여러 부위 중 건조 피부 현상은 발에 제일 잘 나타난다.

건조한 발을 치료하지 않으면 건조한 피부가 갈라져 고통을 받게 된다. 이런 현상은 발뒤꿈치에서 제일 흔하게 나타난다. 발뒤꿈치에서 갈라지는 현상이 잘 나타나는 것은 발뒤꿈치와 구두의 마찰에서 잘 일어나는 모습이다. 또한 건조한 피부에 의한 갈라지는 모습은 발가락 밑에서 나타나기도 한다.

세로더마(Xeroderma : 피부건조증)는 계절적인 습기 감소로 피부가 건조해지는 병이다.

나이가 들면 건조 피부가 잘 나타난다. 나이든 사람은 젊은 사람들보다 피부가 건조하다.

건조 피부 현상을 겨울에 더욱 심하다. 심한 건조증은 습진(Eczema)과 건선(Psoriasis, 마른버짐)이 포함되며 이 두 가지 모두 발의 피부를 거칠고 고기비늘 같이 만들고 가렵게 만든다. 이런 증세가 몸 전체에 나타나는 수도 있고 발에만 나타나는 경우도 있다.

만일 발가락 사이에서 피부가 건조하여 갈라지면 걷는데 많은 고통을 받는다.

또한 발뒤꿈치에서 만성적으로 피부 건조로 갈라지는 현상이 나타나는 것은 갑상선이나 당뇨병이 나타날 수 있는 신호일 수도 있다.

피부가 건조해지는 것은 나이가 들면 자연적으로 일어날 수 있는 현상이다. 즉, 몸에서 습기가 조금씩 상실되어 간다.

발의 건조 피부 방지를 위해 양말을 벗고 다니는 일을 피하고 뒤에 구멍이 뚫린 신발을 신지 말아야 한다. 이로 인해 발이 더욱 건조해질 수 있기 때문이다.

집을 너무 건조하게 하지 말고 습하게 함이 좋다. 샤워는 너무 뜨거운 물을 피하고 미지근하고 시원한 물을 사용함이 좋다.

욕탕에 들어가서 목욕을 할 때는 오일을 사용하는 것도 좋은 방법이다. 목욕은 하루 한번 정도면 좋다. 너무 자주 할 필요는 없다. 강한 냄새를 제거하는 비누 사용은 바람직스럽지 못하다.

발을 20분 정도 물에 담근 후 물기를 없애고 습한 크림이나 로션을 바르는 것도 좋은 방법이다.

만일 습진이나 건선 또는 다른 심한 피부병으로 고생을 하는 사람은 의사와 상의함이 좋다.

특별한 크림이나 오인트먼트를 추천해 줄 것이다. 주기적으로 발의 보습제를 바르는 것도 좋다.

10. 소양증(가려움증)

피부가 몹시 가려울 때는 그 부위에 소금을 문질러 바르면 소양증이 없어진다. 바르는 법은 잔등, 팔, 다리 등 가려운 부위에 1g 정도의 부드러운 소금을 놓고 문질러 바른다. 머리가 가려울 때에는 끓인 소금물로 적시면서 비비는 방법으로도 효과가 있다. 이때는 먼저 머리를 감고 끓인 소금물을 가볍게 비벼 바른 다음 수분 후에 씻어내는 방법으로 한다. 소금을 바르면 피부 각질층의 낡은 세포가 새로운 세포로 바뀌어 피부가 부드러워지고 보통 10~14일 지나서 소양증이 사라진다.

제 11 장 여드름, 두드러기 및 사마귀

1. 여드름이란?

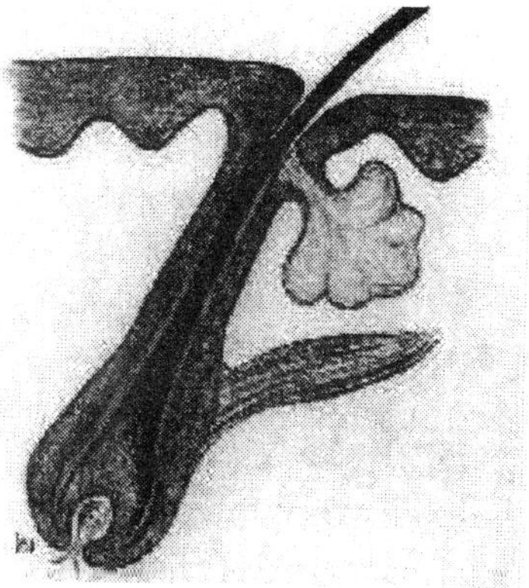
여드름

여드름은 일종의 생리적 피부병으로 전문 용어로는 심상성 좌창(尋常性痤瘡)이라고 한다. '좌창'이란 간단히 말하자면 털을 감싸고 있는 모포(毛包)라고 불리는 가늘고 긴 관에 생기는 여러 가지 염증성 반응을 총칭하는 것이다. 따라서 좌창이라는 일군의 증상은 모두 모공을 중심으로 한 작은 악진으로 볼 수 있다. '심상성'이라는 의미는 여러 가지 좌창 중 가장 일반적인 표준형이라는 의미이다.

여드름은 청춘의 심벌이라고도 하고 인생의 개화기, 또는 절정기인 사춘기에서 청춘기에 꽃피는 피부의 꽃이라고 한다.

그러나 청춘의 심벌이라고 생각되는 피부의 꽃도 그것이 있는 당사자로써는 청춘을 어둡게 만드는 우울증과 열등감으로 고민거리가 되기도 한다. 감수성이 예민하고 자기 용모에 관심이 많은 젊은이에게 있어서는 자신의 용모를 좀먹는 악마로 여겨지기도 한다. 또 나중에 남는 흉터는 영원히 마음에 상처를 준다.

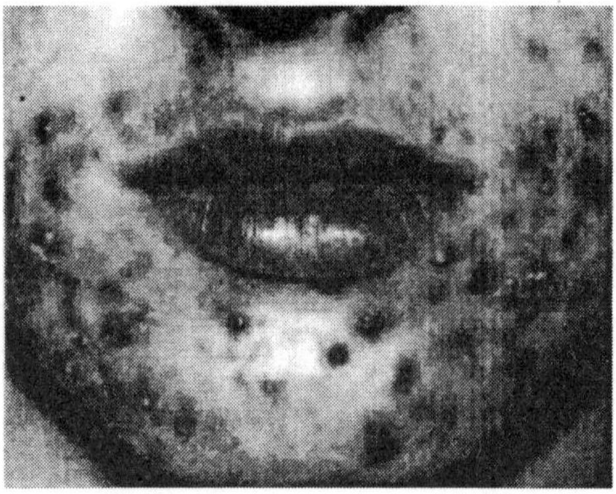

여드름은 모포라고 불리는 털을 감싸는 자루에 생기는데, 모포 중에서도 지선성모포(脂腺性毛包)라는 특수한 모포를 무대로 한다. 이 모포는 도관(導管)에 의해 피지선이라고 불리는 피부의 지방분을 생산하는 선에 연결되어 있다.

즉 피지선은 지방을 만드는 공장이며 그것이 모포관내로 운반되어 모공에서 표피로 배출되고 있는 것이다. 이 지방은 피지라고 불리는데 끊임없이 피지선에서 모포를 거쳐 표피로 흘러 피부 면에 얇은 지방막을 만들어 피부를 보호하는 역할을 한다. 이 지방막이 두껍고 지방이 너무 많으면 지성피부, 적당하면 중성피부, 지나치게 얇고 지방분이 적은 경우는 건성피부라고 한다. 여드름은 지성피부인 사람에게서 많이 발생한다.

여드름은 나이가 든 연령층에서도 간혹 여드름이 나는 경우가 있다.

여드름은 대부분 피지가 너무 많아지면서 모공이 막혀 발생한다. 피하조직에서 피지가 계속 분비되는 가운데 잘 씻지 못하면 피지가 축적되는데 이때 더러움과 결합되면 여드름이 된다. 또 지성화장품이 모공을 막아버리게 되어도 여드름이 돋아나게 된다. 호르몬 역시 여드름 발생의 주요한 원인이다. 예를 들어 사춘기 전에 여드름이 나지 않는 것은 호르몬의 분비가 되지 않고 있는 시기이기 때문이다.

이러한 여드름의 종류에는 네 가지가 있다. 흰색 여드름과 검은색 여드름, 붉은색 여드름, 그리고 고름이 들어있는 여드름이 바로 그것이다.

이중 흰색 여드름은 피지가 모공을 막아버림으로써 돋아나게 된다. 검은색 여드름은 더러운 것이 섞여 있기 때문에 검은색을 띠게 된 것이다.

여드름이 돋아나는 가장 기본적인 원인은 피지의 과다분비 때문이다. 따라서 여드름을 치료하기 위해서는 피지를 제거해 주는 것이 가장 중요하다. 이러한 피지를 제거하기 위해서는 하루에 적어도 세안을 3회 정도 하고 비누로 더러움을 깨끗이 씻어내도록 한다.

여드름의 발생은 또한 정신적인 원인도 매우 중요하다. 근심, 걱정이 있고 초조해 하면 역시 여드름이 발생되기도 한다. 따라서 여드름 치료를 위해서는 항상 낙관적이고 긍정적인 마음가짐을 가져야 한다.

음식과 여드름의 발생도 연관성이 깊다. 여드름이 돋아날까 두려우면 기름진 음식은 피하고 섬유질이 풍부한 뿌리채소나 녹황색 채소를 많이 먹어야 한다. 항산화식품을 많이 섭취하면서 음료수에 대해서도 특별히 조심을 한다.

2. 여드름 치료

세안을 할 때 녹차 물로 세안을 하면 가장 효과적인 여드름 예방과 치료법이 될 수 있다. 세안 시 비누를 사용하면 안 된다는 일반상식은 잘못된 것이다. 여드름이 빨개지고 고름이 들어있는 경우는 알로에 잎에서 나오는 즙으로 여드름 부위를 문질러주면 치료효과가 있다.

여드름 치료

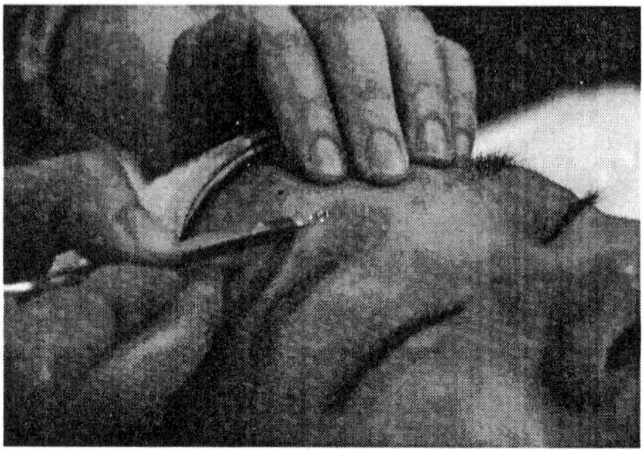

이외에서 어성초즙이나 들깻잎 즙을 발라도 좋은 효과를 볼 수 있다.

여드름 치료에 도움을 주는 비타민으로는 A, C, E, B, B^1 등이 있는데 이들 비타민은 신진대사를 촉진시키는 작용이 있다.

변비도 여드름의 주요 원인이다. 변비 증세가 있는 사람은 섬유질이 풍부한 해조류나 양송이버섯, 우엉, 토란 등을 많이 먹어야 한다. 특히 정장작용(整腸作用)이 있는 요구르트 등의 유산균 음료를 많이 마시도록 한다.

반면 지방질이 많이 함유돼 있는 식품은 적게 먹거나 삼가는 것이 좋다. 즉 호두, 땅콩, 초콜릿, 기름에 튀긴 식품, 당도가 높은 식품 등이다.

이외에도 자극성이 있는 식품도 역시 피지선을 자극하여 피지를 분비하므로 역시 삼가는 것이 좋다. 즉 고추나 커피 등이 그러한 식품이다.

운동법은 장을 풀어 주는 운동을 함으로써 체내의 독소를 빨리 배출시키게 한다. 또한 위장의 체기가 있을 때 위장 장애로 인한 여드름이 생긴다. 그래서 위장의 체기를 풀어 주는 운동법도 좋다. 충분한 수면과 휴식이 필요하다. 다음 민간요법을 살펴보자.

(1) 부평초 처방

부평초 150g, 꿀 적당량 - 우선 부평초를 손질하여 깨끗이 씻은 뒤 말려서 고운 가루로 만든다. 그런 다음 꿀로 버무린 후 연고로 만들어 병에 보관해 둔다. 이를 매일 밤 잠자리에 들기 전 얼굴에 바르는데 다음날 아침 미지근한 물로 씻어내면 된다. 풍을 몰아내고 열을 내리며 피부를 자양함으로써 여드름이나 주근깨를 치료한다.

(2) 원추리꽃 연고

원추리꽃(말린 것) 210g, 꿀 60g - 원추리꽃은 부드럽게 찧어서 꿀과 고루 섞은 뒤 병에 담아둔다. 사용법은 매일 아침 세안을 한 뒤 얼굴에 펴 바른다. 이때 주의할 것은 햇볕에 쪼이지 않게 하고 1~2시간 후 씻어낸다. 특히 잠자리에 들 때 바르고 다음날 아침에 씻어내도 효과는 좋다. 열을 내리고 피를 식히며 피부를 자양하면서 여드름을 치료한다. 원추리 꽃은 외용으로 많이 쓰는데 주로 피를 식히고 혈중의 열사(熱邪)를 해소하는 작용을 한다. 따라서 여드름에 대하여 비교적 좋은 치료 효과가 있다. 현대 약리학 연구에 의하면 원추리 꽃에는 미용작용이 있는 비타민 A, B, C와 단백질, 그리고 여러 종류의 아미노산이 함유돼 있는 것으로 드러났다.

3. 여드름과 지압

많은 청소년들이 여드름 때문에 심리적으로 열등감을 갖고 모든 것에 대해 혐오감을 느끼게 된다. 여드름이 더 심해지면 친구들을 피하거나 부모를 싫어하는 태도를 보이기도 한다. 그 원인을 잘 추적하면 내분비선의 분비가 불균형을 이루어 일어난다는 것을 알 수 있다.

어느 부인이 자기 딸을 데리고 지압연구회를 방문하였다. 1982년 6월 중순경이었다. 자기 딸이 여드름 때문에 성격이 이상해졌다는 것이다.

처음에 발의 반사부위를 진단했을 때 내분비선, 간장, 위, 기관지, 비뇨계통 등이 아주 나쁜 상태였다. 발을 지압했을 때 특히 간장, 부신, 위, 장 등의 반사부위를 지압했는데 그녀는 통증을 참지 못하고 울기 시작했다. 그녀의 어머니가 곁에서 잘 위로하여 다음부터는 안심하고 치료를 받을 수 있었다. 여섯 번째의 치료 후에는 현기증, 위통이 없어졌고 다시는 재발되지 않았다. 스무 번쯤 치료를 받고 나서는 기쁜 표정을 지었으며 얼굴에 난 여드름이 없어졌다. 이후 서너 번의 치료를 더 받고 얼굴의 피부가 윤택해졌다.

지압건강법으로 1개월 동안 치료를 받은 그녀는 눈에 띄게 다른 사람으로 변해 있었으며 성격도 명랑하고 얼굴이 기쁨에 충만한 표정으로 변했고 친구들과도 잘 어울리게 되었다. 폐쇄적인 태도를 보이는 일도 없어졌으며 지압건강법에 의해 그녀는 새로운 체험을 하고 새로운 인생관을 가지게 되었다.

발바닥의 자극은 특히 엄지발가락의 중심부를 중점적으로 안마한다.

4. 두드러기란?

두드러기는 가려운 피부병의 대명사로 쓰이듯이 일반적으로 잘 알려져 있는 병이다. 대다수의 사람이 이 병을 경험했고, 한번도 걸린 적이 없는 사람이 오히려 적을 정도이다. 만일 전혀 경험이 없다 해도 곤충에 쏘였을 때 생기는 그 가렵고 붓는 것과 같은 것이라고 한다면 어떤 병인지 상상이 갈 것이다.

두드러기는 피부과의 입장에서는 진단이 용이하며 알레르기

입장에서는 비만 세포를 무대로 하는 알레르기 반응으로써 약물 알레르기의 쇼크와 같이 이해되고 있으므로 쉬운 병으로 다루어져 왔었다.

두드러기라는 것은 마치 모기에 쏘인 직후에 생기는, 붉게 부어오르는 부종으로 전문 용어로 말하자만 '일과성, 염증성, 국한성 피부 부종'이다. 진찰 때 환자의 말을 들으면 두드러기를 습진이라고 하기도 하고 습진을 두드러기라고 혼돈하고 있는 경우가 많은데 피부과에서는 양자를 전혀 다른 병으로써 명확히 구별하고 있다.

두드러기는 개개의 개진은 20~30분부터 길어도 2~3시간 정도만 지속된다. 극히 예외적으로 24시간 이상 계속되는 경우가 있으나 이는 아주 드문 일이다. 습진은 반대로 일단 나온 피진은 아무리 짧아도 2~3일, 보통 며칠 이상 계속된다. 습진도 가려운 병이지만 지속 시간으로만 보아도 두드러기와는 완전히 다른 병이다. 양자 사이에는 중간적 성질을 지니고 있는 양진이라는 병이 있다. 이것은 습진과 같이 오래 지속되지만 긁으면 종종 두드러기처럼 부어오른다.

5. 두드러기의 치료

두드러기는 여러 가지 내적 외적 원인에 의하여 핏줄 투과성이 높아져서 생기는 일과성 부종을 말하는데 피부와 점막의 일정한 부위가 갑자기 부었다가 없어지면서 몹시 가려운 것이 특징이다.

원인으로 모기, 벌, 개미에게 물릴 때, 생선, 게, 조개류, 버섯, 달걀, 우유 등을 먹을 때 생길 수 있고 찬바람, 찬물, 더운 것, 햇빛 등에 의해서도 생길 수 있다.

위장병, 기생충 등에 의한 병일 때 생기는 경우도 있고 페니실린을 비롯한 약물을 잘못 썼을 때에도 생길 수 있다.

증상은 일반적으로 갑자기 두드러기가 돋아 국한된 부위가 부으며 몹시 가렵다. 몇 분 또는 몇 시간이 지나면 아무런 흔적도 없이 사라진다(급성 두드러기). 그러나 때로 한 달 이상 심지어 해가 지나도록 낫지 않는 만성 두드러기나 만성 재발성 두드러기도 있다.

< 치료 >

(1) 생활섭생

곰곰이 생각하여 스스로 원인을 찾아내고 그 원인이 거듭 작용하지 않게 각별히 주의하여야 한다. 원인이 되는 요소를 피하는 것만으로도 두드러기가 사그라지는 경우가 적지 않다.

(2) 민간요법

① 복숭아나무 잎

500g을 잘게 썰어 알코올 5ℓ에 24~48시간 동안 담가두었다가 찌꺼기를 짜버리고 약솜에 적셔 두드러기 국소에 자주 바른다.

② 족두리풀

꽃과 이삭 50g을 부드럽게 가루 내어 성긴 천주머니에 넣어서 가려운 곳을 고루 비비거나 피부에 약 가루를 바르고 손바닥으로 비벼 국소가 화끈하게 달아오르게 한다.

③ 도꼬마리씨

도꼬마리 씨를 달인 물로 자주 가려운 곳을 씻는다.

④ 치약

두드러기가 생긴 국소에 고루 바른다.

⑤ 향나무

잎을 종이에 말아 태우면서 그 연기를 온몸에 쏘인다. 향나무를 물에 달이면서 그 김을 쏘이거나 달인 물로 국소를 씻어도 좋다.

⑥ 우유, 소금

약 5분 동안 끓인 우유 1ℓ에 소금 30g 정도 넣고 녹여서 약간 따뜻한 것을 두드러기가 돋은 국소에 바른다.

⑦ 백반, 식초

백반 30g에 100㎖의 식초를 넣고 약간 끓여서 국소에 바른다.

⑧ 소금

5~7% 정도 되도록 물에 풀어서 가려운 곳을 자주 씻는다.

⑨ 익모초

물에 달여서 두드러기 국소를 씻는다.

⑩ 생지황

60~80g을 물에 넣고 한 시간 정도 달여서 하루 2~3번에 나누어 먹는다.

⑪ 오미자, 알코올

오미자 10g을 80% 알코올 100㎖에 24시간 동안 담가 우려서 한번에 5~6㎖씩 하루 3번 먹는다.

⑫ 명아주, 들국화

각각 15g에 물 1ℓ를 붓고 30분 동안 달여서 두드러기 국소를 씻는다. 신경성 피부염에도 쓴다.

⑬ 소루장이 뿌리, 우엉씨, 도꼬마리씨

소루장이 뿌리 40g, 우엉씨, 도꼬마리씨 각각 30g에 물 1ℓ를 넣고 절반이 되도록 달여서 두드러기 국소를 하루 5~6번 씻는다.

이외에 사과초, 무즙, 미나리의 생즙, 호두의 푸른 껍질, 우엉씨, 개오동나무, 삼나무 잎 등이 이용된다.

(3) 한증치료

온도 80~90℃, 습도 30~40%인 한증탕에서 한번에 10분 정도씩 일주일에 2~3번 한증한다.

6. 사마귀란?

사마귀를 의학적 용어로는 병췌(病贅)라 한다. 일반적으로 피부에서 부풀어 오른 단단하고 작은 종양을 사마귀라고 하는데 여기에는 여러 가지 종류가 있다.

즉 사마귀 바이러스 감염에 의한 것, 피부 노화 현상의 한 가지라고 볼 수 있는 노인성 사마귀나 종류가 다른 바이러스 감염에 의한 물 사마귀도 있다.

사마귀를 만드는 바이러스는 인간 유두종(乳頭腫) 바이러스라고 불리며 인간에게만 사마귀를 만든다. 소, 말, 새 등 거의 모든 동물은 각각 자신의 사마귀 바이러스를 갖고 있으며 다른 동물에게는 옮기지 않는다.

인간 유두종 바이러스는 표면에 72개의 소 돌기가 있고 금미당(金米糖)과 같은 모양을 하고 있으나 매우 작아 전자 현미경으로만 볼 수 있다. 이렇게 작은 것이 하나나 둘 세포 속에 들어가면 사마귀가 생기는 것이다.

7. 사마귀의 종류

사마귀는 손이나 발, 얼굴, 외음부 등 생기는 부위에 따라 특징이 있다. 각각의 사마귀는 다른 종류의 바이러스 감염에 의해 생긴다.

(1) 보통 사마귀(심상성 병췌)

심상성 사마귀

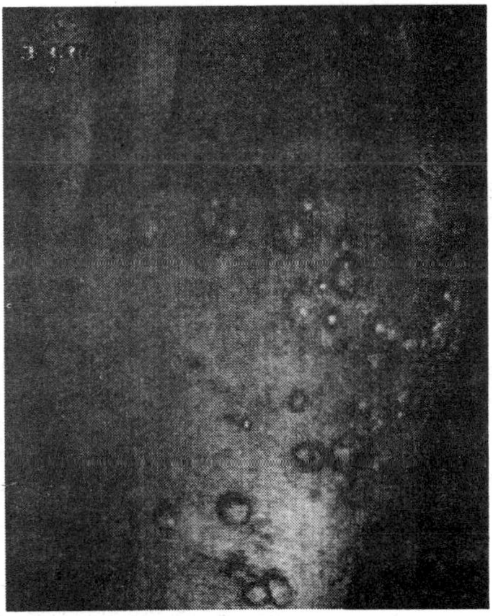

보통 사마귀는 초기에 콩알 정도 피부 면에서 반구상(半球狀)으로 융기하는 단단한 사마귀이나. 몇 개가 모여 큰 국면을 만드는 경우는 있으나 하나하나는 그다지 크지 않다. 작은 것은 표면은 매끈매끈하지만 커지면 표면은 껄끄럽고 단

단해져 간다. 전신 어디에나 볼 수 있으나 사지 말단 특히 손등, 발등, 손가락, 발가락, 무릎 등에 잘 생긴다. 손톱 밑에 사마귀가 생기면 그 부위의 손톱이 파괴되어 버리는 일도 있다.

발바닥에 생긴 경우는 언제나 밟히고 있기 때문에 피부 면에서 솟아오르지 않는다. 단단한 티눈과 비슷한데 치료법이 다르므로 구별해야 한다. 발바닥의 것은 걸으면 닿아 통증이 있을 수도 있다. 어린이에서부터 노인에 이르기까지 볼 수 있으나 특히 소아에서 많이 볼 수 있다.

(2) 남성의 턱에 생기는 사마귀

끝이 뾰족하고 가늘고 긴 돌기가 지렁이처럼 나온 사마귀로 꽃봉오리 같이 밑이 잘록한 것도 있다. 성인 남성의 턱수염 나는 곳에 자주 볼 수 있다.

(3) 젊은 여성의 얼굴에 생기는 사마귀(청년성 편평 병췌)

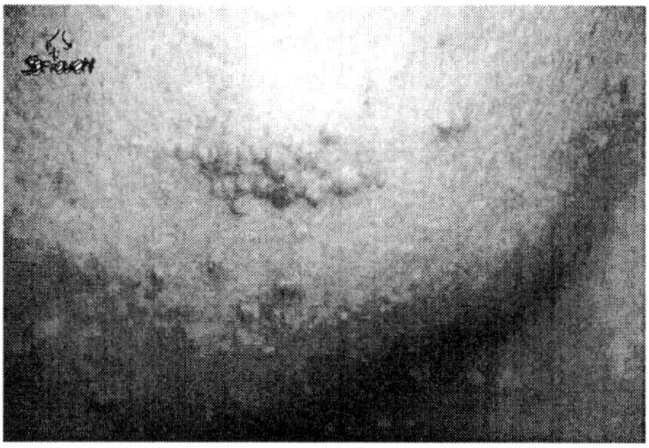
편평형 사마귀

이 사마귀는 젊은 여성의 얼굴과 손등에서 많이 볼 수 있고 소아와 노인에게는 적다.

쌀 알갱이 크기로 원형인 것이 많

고 표피 면에서 편평하게 조금 부풀어 있으며, 표면은 평평하고 단단하지 않다. 색은 피부색과 같거나 약간 광택이 있는 것도 있으며 오래 되면 갈색 얼룩이 되고 거의 부풀지 않는 것도 있다. 보통 자각증상은 없으나 심한 가려움이 있고 사마귀가 붉은 기를 띠고 물기가 있으며 부풀어 오를 경우는 나을 징조로 수주일 내에 껍질이 벗겨지면서 모든 사마귀가 없어지는 일도 있다.

얼굴에 작은 것이 많이 생기는 경우가 많고 상처를 통해 바이러스가 감염되어 증발하여 사마귀가 선상으로 생기기도 한다.

(4) 외음부에 생기는 사마귀(첨규 콘지롬)

이 사마귀는 피부와 점막으로의 이행부(移行部)의 습한 곳에 생기는 경우이다. 남성은 음경이나 귀두부, 여성은 음순이나 질, 남녀 항문 주위에서 볼 수 있는데 같은 것이 입술이나 비강 내에 생기기도 한다.

이 사마귀의 표면은 과립상(顆粒狀)이며 닭 벼슬 또는 들꽃처럼 증식하고, 모여 있는 무리가 몇 개씩 생기기도 한다. 색은 붉은 기를 띠는 것이 많고 부드러운 사마귀이다.

전부는 아니지만 대부분 성행위에 의해 감염되므로 청년기에 많고 부부 쌍방에게 볼 수 있는 경우가 있다.

8. 사마귀 감염

우리 몸의 사마귀 바이러스는 상처로 침입한다.

사마귀는 바이러스 감염에 의해 생기므로 일종의 전염병이다. 그러나 사마귀는 만지기만 해도 옮기는 것은 아니다.

사마귀 세포 속에는 바이러스가 있는데 이것이 까진 상처나 긁힌 상처와 같은 얕은 상처에 붙는다. 그러나 바이러스에 감염된 것을 깨닫기까지는 몇 개월, 몇 년이 걸리므로 보통은 언제 어디에서 누구에게서 옮았는지 모르는 경우가 많다.

학교 풀장에서 발바닥 사마귀가 유행하는 일이 있는데 그것은 발에 난 상처에 의해 바이러스가 침입하기 때문이다.

바이러스에 의한 병은 분명 풍진과 같이 한번 걸리면 면역이 생겨 두 번 다시 걸리지 않는 것이 많지만 사마귀의 경우 면역은 안전한 상태가 아니어서 몇 년이 걸리기도 한다.

최근 인간 유두종 바이러스가 발암과 관계가 있지 않을까 하는 의견이 나오고 있다. 그러나 암세포에서 볼 수 있는 바이러스는 보통 사마귀 바이러스와는 종류가 다른 것으로 사마귀가 암이 될 염려는 없다.

사마귀는 누가 보아도 곧 알 수 있으나 발바닥 사마귀는 티눈이나 못으로 혼동 하는 경우가 있다. 사마귀의 경우에는 표면이 울퉁불퉁하고 조금 깎으면 작은 흑점들이 보이는 것이 특징이다.

청년성 편평 병췌와 자주 혼동하는 것으로 한관종(汗管腫)이 있다. 이것은 보통 병이 아니고 유전되는 경우도 있으나 눈

등에 피부와 같은 색의 쌀 알갱이 크기의 작은 돌기를 볼 수 있다. 30세 이후에 눈에 띄는 경우가 많고 이때는 물론 사마귀 치료로 낫지 않는다.

이 외에 목 주위나 가슴의 피부에 검게 튀어나온 듯한 사마귀나 건포도 같은 사마귀도 있는데, 이것은 일종의 피부 노화 현상이며 옮기는 것은 아니다.

9. 사마귀 치료법

(1) 액체질소 동결요법

피부과 의사는 대부분의 사마귀는 액체질소(液體窒素)의 동결요법(凍結療法)으로 치료한다. 액체질소는 마이너스 196℃라는 최저온으로 이것을 사마귀에 대 재빨리 얼리는데 이때 세포 속에 얼음 결정이 생기고 사마귀 세포는 파괴되어 버린다. 온도가 너무 낮아 차다기보다 오히려 얼얼한 통증이 있으나 어린이도 견딜 수 있을 정도의 통증이다. 다음날 물집이 잡히는 경우도 있으나 이 경우에는 소독한 바늘로 물집을 터트려 건조시킨다.

일주일 정도면 자연히 딱지가 멎고 사마귀는 치유되지만 큰 사마귀의 경우에는 몇 번 반복해야 할 경우도 있다. 또 사마귀가 많을 때는 전부를 치료하지 말고 조금씩 확실하게 치료하는 편이 좋다.

(2) 민간요법

사마귀 치료에는 여러 가지 민간요법이 있다. 가지 꼭지를 구운 것이나 사마귀에 거미줄을 감아 떼어내는 방법도 있다. 외국에서도 비슷한 이야기가 있고 <톰 소여의 모험>에도 사마귀 제거법이 나오고 있다.

밀가루 반 스푼에 식초(물을 약간 탄다) 너댓 방울을 떨어뜨려 골고루 반죽한 다음 취침 전에 사마귀에 바른다. 이틀 동안 계속 바르면 사마귀는 아무런 흔적도 남기지 않고 자취를 감추어 버리게 된다.

율무는 사마귀, 여드름, 거친 피부, 각화증에 효과가 좋다. 주의할 점은 몸을 차게 하는 작용이 있으므로 임신 중이나 월경 때에는 복용하지 말아야 한다. 피부염에 율무를 사용할 때 율무의 껍질을 벗겨 생약으로 사용하거나 껍질을 벗기지 말고 율무를 끓여 마시는 것이 좋다. 율무밥, 율무차를 만들어 이용할 수 있다. 율무는 3~6개월 이상 인내심을 가지고 장기간 사용해야 효과가 있다.

참고 및 인용문헌

고달삼, 건강 체질 만들기, 태웅출판사, 1999

금성문화사 편집국, 한방 동의보감, 금성문화사, 1992

김귀정 외, 경락과 한방 피부 미용학, 수문사, 1999

김이현, 한방 식품 미용법, 한방미디어, 2001

김이현, 한방 피부 미용법 330 지혜, 한방미디어, 2000

김재섭, 탈모증 다스리는 한방, 한방미디어, 2001

노민택, 웃음의 건강학, 푸른솔, 2002

대한피부과학회 간행위원회, 피부과학, 어문각, 1994

북한 과학 백과사전 종합출판사, 고려의학 2, 문원북, 2000

신민식, 수험생 동의보감, 태을출판사, 2000

신재용, 얼굴 위에 숨은 속병 찾기, 보고싶은책, 1996

심영기, 마음을 고치는 미용성형, 고려원 미디어, 1997

원종만, 미인을 위하여, 도서출판 애플, 1997

을지출판사 편집부, 민간요법, 을지출판사, 1992

이순희, 순수 피부 미용법, 가림출판사, 1999

주민덕, 침 뜸 기초학, 금강출판사, 1982

차종환, 발 마사지와 신체건강법, 오성출판사, 1996

차종환, 발 건강 장수건강, 태을출판사, 1997

차종환, 건강 장수 백과, 태을출판사, 2000
차종환, 항로회춘, 나산출판사, 2000
차종환, 당신의 성공엔 유머가 있다, 나산출판사, 1998
차종환, 민간 요법 보감, 태을출판사, 2002
최국주, 피부 미인, 동명사, 1996
최적환, 경혈 지압 안마 쉽게 배우기, 예가, 2002
현대건강연구회, 피부병의 예방과 치료법, 진화당, 1993
현대건강연구회, 기미 잔주름 방지법, 태을출판사, 1997
현대건강연구회, 눈의 피로, 시력감퇴 치료법, 진화당, 1990
현대건강연구회, 탈모 방지법, 태을출판사, 1997
호시도라오, 부부 건강 궁합, 국태원, 1994

저자 : 차 종 환(車鍾煥) (Cha, Jong Whan)

학 력

· 서울대학교 사범대학 생물학과 1954~58
· 서울대학교 대학원(석사과정) 1958~60
· 동국대학교 대학원(박사과정) 1962~66
· 이학박사 학위수령
(도목생육에 미치는 초생부초의 영향, 동국대) 1966
· UCLA 대학원 Post Doctoral 과정 3년 이수 1975~77
· 농학박사 학위수령 (사막식물의 생리생태학적 연구, C.C.U.) 1976
· 교육학박사 학위수령 (한미교육제도 비교 연구, P.W.U.) 1986

경 력

· 서울대 사대부속 중고교 교사 1959~67
· 사대, 고대, 단대, 건대, 강원대, 이대강사 1965~70
· 동국대 농림대 및 사대교수 1965~76
· BYU(H.C.) 초빙교수 및 학생 1970
· Bateson 원예 대학장 1971~72
· UCLA 객원교수 1971~74
· 해직교수(동국대) 1976
· 한미 교육연구원 원장 1976~
· UCLA 연구교수 1977~92
· 남가주 한인회 부회장 1979~80

· 남가주 서울사대 동창 회장 1979~80
· 남가주 호남향우회 초대, 2대 회장 1980~82
· 남가주 서울대 대학원 동창 회장 1980~83
· 한미 교육연합 회장 1971~72
· L.A 한우 회장 1983~84
· 평통 자문 위원 (2기~11기) 1983~2005
· 한미 농생물 협회장 1983~99
· 차류 종친회 미주 본부장 1984~1990
· 남가주 한인 장학 재단 이사장 1984~86
· 남가주 서울대 총동창 회장 1985~86
· 남가주 BYU 동창 회장 1985
· 한인 공제회 이사장 1985~91
· 남가주 서울대 총동창회 고문 1986~
· 국민 화합 해외동포 협의회 명예회장 1990~
· 미주 이중국적 추진위원회 위원장 1993
· 평화문제연구소(한국)객원 연구위원 및 미주 후원회장 1994~
· 우리 민족 서로 돕기 운동 공동 의장 1997~
· 한국 인권문제 연구소 L.A 지부 고문 1998~
· 민주 평등 L.A 지역협의회 고문 및 전문위원 1999~
· 재외 동포 지위 향상 추진위원회 고문 1999~
· 한반도 통일 연구회 부회장 1998~
· 한국 인권 문제 연구소 본부 부이사장 및 수석 부회장 2000~2002
· 재외 동포법 개정 추진 위원회 공동대표 (L.A 및 한미) 2001~
· 한국 인권문제연구소 L.A지회 회장 2002~2004

- 한미인권문제연구소 명예 회장 (L.A.) 2004~
- 재미동포 권익향상 위원회 공동대표 2004~
- 미주 한인 재단 이사장 2004~2006
- 한미 인권 연구소 중앙 이사장 2005~
- 한미 평화 협의회 회장 2005~

수상 및 명예

- Who's Who in California 16판(86')부터 계속 수록
- 교육 공로상 수령 (제1회 한인회 주체) 1987
- 우수 시민 봉사단 수령 (L.A시 인간관계 위원회) 1987
- 퀴바시에 북미주 한국인 지도자상 1993
- L.A시 우수시민 봉사자상 (L.A시 위회) 1994
- 국무총리 표창장 (대한민국) 1995
- 대통령 표창장 (대한민국) 2001
- 에세이 문학 완료 추천 문단 등단 2003년 가을
- 대통령 훈장 (국민훈장 목련장) 2005. 12
- 감사패, 공로패, 위촉패, 추대장 등 130종

저서 목록 (공저, 편저, 감수 포함)

[한글 저서]

1. 高入生物 (조문각, 1964)
2. 高入生物 (성문사, 1967)
3. 생물 실험 실습 (유림각, 1968)
4. 土壤과 植物 (수학사, 1968)
5. 지혜의 말씀 (교회출판부, 1968)
6. 植物生態學 (문운당, 1969)
7. 自然科學槪論 (단국대학 출판부, 1970)
8. 一般生物學 (진수당, 1968)
9. 한국어 교본 B Y U - HI (LTM, 1971)
10. 農林氣象學 (선진문화사, 1973)

11. 토양 보존과 관리 (원예사, 1974)
12. 農生物統計學 (선진문화사, 1974)
13. 복숭아 재배 새기술 (원예사, 1974)
14. 最新植物生理學 (선진문화사, 1974)
15. 韓國의 氣候와 植生 (서문당, 1975)
16. 環境과 植物 (전파과학사, 1975)
17. 放射線과 農業 (전파과학사, 1975)
18. 最新植物生態學 (일신사, 1975)
19. 生物生理生態學 (일신사, 1975)
20. 테라리움 (원예사, 1975)

21. 미국 시민권을 얻으려면 (선진문화사, 1978)

22. 現代一般 生物實驗 (한서출판, 1982)
23. 미국의 교육제도 (미디어 다이너믹스, 1985)
24. 미국의 명문 고교와 명문대학 (한미교육연구원, 1985)
25. 이민 자녀 교육 (학원사, 1986)

[번역서]

26. 침묵의 봄(Ⅰ) (세종출판사, 1975)
27. 침묵의 봄(Ⅱ) (세종출판사, 1975)

[영문 전서]

28. Radioecology and Ecophysiology of Desert Plant at Nevada Test Site (U.S.A.E.C.1972)
29. Iron Deficiency in Plants (S.S & P.A. 1976)
30. Phytotoxicity of Heavy Metals in Plants (S.S. & P.A. 1976)

31. Trace Element Excesses in Plant (J.R.N. 1980)
32. Nevada Desert Ecology (BYU. 1980)
33. Soil Drain (Williams & Wilkins, 1986)
34. Interaction of Limiting Factors in Crop Production (Macel Derkker, 1990)

[한국저서 속]

35. 미국 유학 (우석출판사, 1987)

36. 올바른 자녀교육 (바울서신사, 1987)
37. 차돌이 교육 방랑기 (우석출판사, 1987)
38. 미국 대학 완벽 가이드 (학원사, 1988)
39. 10대 자녀문제 (학원사, 1988)
40. 청소년 그들은 누구인가 (바울서신사, 1988)

41. 미주교포들의 통일의식 구조 (L.A. 평통, 1988)
42. 미국교육의 길잡이 (바울서신사, 1988)
43. 동·서양의 꽃꽂이와 테라리움 (바울서신사, 1990)
44. 꿈나무들을 위한 성교육 (바울서신사, 1990)
45. 미국의 명문 고등학교 (우석출판사, 1989)
46. 미국의 명문 대학 (우석출판사, 1990)
47. 미국의 명문 대학원 (우석출판사, 1990)
48. 성공적인 자녀교육의 비결 (바울서신사, 1990)
49. 미국의 명문고교 입학 유학 최신정보 (학원사, 1990)
50. 일하며 생각하며 (바울서신사, 1990)

51. 미국 속의 한국인 (공저) (유림문화사, 1991)
52. 갈등 그리고 화해 (국민화합해외동포협의회, 1990)
53. 미주 동포들이 보는 조국 (평화문제 연구소, 1992)
54. 백두산, 장백산, 그리고 금강산 (선진문화사, 1992)
55. 지역 갈등과 화해 (한미교육연구원, 1993)
56. 반미감정과 태평양시대 (한미교육연구원, 1993)
57. 조국을 빛낸 사람들과 미국대학 입시제도
(한미교육연구원, 1993)

58. 미국생활 가이드(공저) (중앙일보, 1993)
59. 이중국적 (한미교육연구원, 1993)
60. 한반도 통일문제 (한미교육연구원, 1994)

61. 마음은 독수리처럼 날개쳐 올라가고 (바울서신사, 1994)
62. 동서양의 길목에서 (바울서신사, 1994)
63. 남북이 잊은 사람들 (바울서신사, 1994)
64. 기적의 역사(공저) (삶과 꿈, 1994)
65. 미국교육제도와 자녀교육 (한미교육연구원, 1994)
66. 귀화동포와 이중국적문제 (한국인권문제 연구소, 1994)
67. 미국대학 및 대학원 진학 가이드 (한샘출판사, 1994)
68. 똑똑한 아이! 이렇게 키워라 (삼성출판사, 1994)
69. 미국의 교육제도 (개정판) (바울서신사, 1994)
70. 세계화 시대의 한미관계 (한미교류협회 1995)

71. 재미있는 핵 이야기 (좋은글, 1995)
72. 초등학생의 가정교육 (우석출판사, 1995)
73. 통일로 가는 길(공저) (바울서신사, 1995)
74. 한국의 국력신장을 위한 해외동포들의 역할 (해외동포 문제연구소, 1995)
75. 중·고등학교의 가정교육 (우석출판사, 1996)
76. 베트남의 황금 문이 열리다 (나산출판사, 1996)
77. 발 마사지와 신체 건강법 (오성출판사, 1996)
78. 태교 및 취학 전 아동의 가정교육 (우석출판사, 1996)
79. 꿈나무와 대학정보 (한미교육연구원, 1996)

80. 해외 동포 청소년이 통일교육 (평화문제 연구소, 1996)

81. 꼴찌와 일등은 부모가 만든다 (풀잎문학, 1996)
82. 미국을 알고 미국에 가자 (풀잎문학, 1996)
83. 통일로 향하는 마음(공저) (천일인쇄, 1997)
84. 미국인은 배꼽 아래가 길다 (우석출판사, 1997)
85. 우리 모두 통일로 가자 (나산출판사, 1997)
86. 이것이 미국 교육이다 (나산출판사, 1997)
87. 가정은 지상의 천국 (기독교 문화사, 1997)
88. 발 건강과 신체 건강 (태을출판사, 1997)
89. 꿈나무들 및 교육공로자와 대학정보 (한미교육연구원, 1997)
90. 21세기의 주인공 EQ (오성출판사, 1997)

91. EQ로 IQ가 휘청거린다 (오성출판사, 1998)
92. 영국의 명소와 명문 대학 (나산출판사, 1998)
93. 불란서의 명소와 명문 대학 (나산출판사, 1998)
94. 이태리의 명소와 명문 대학 (나산출판사, 1998)
95. 백두산의 식물생태 (예문당, 1998)
96. 배꼽 뒤집어 지는 유머 (예가, 1998)
97. 당신의 성공에는 유머가 있다 (나산출판사, 1998)
98. 미국 유학 - 이민교육필독서 (풀잎문학사, 1998)
99. 꿈나무와 페스탈로찌 (한미교육연구원, 1998)
100. 지켜야할 문화와 배워야할 문화 (나산출판사, 1998)

101. 묘향산 식물생태 (예문당, 1999)

102. 재외동포의 출입국과 법적지위 (한미교원, 1999)
103. 유머백과 (예가, 1999)
104. 한국의 재외동포 정책 (한미교육연구원, 1999)
105. 꿈나무 (한미교육연구원, 1999)
106. 비무장 지대의 식물생태 (예문당, 2000)
107. 금강산 식물생태 (예문당, 2000)
108. 고사성어 399선 (예가, 2000)
109. 행복 (좋은글, 2000)
110. 건강 장수 백과 (태을출판사, 2000)

111. 스위스의 명소와 명문대학 (나산출판사, 2000)
112. 항로회춘 (나산출판사, 2000)
113. 지구 과학 (예가, 2000)
114. 꿈나무와 교육자 (한미교육연구원, 2000)
115. 독일의 명소와 명문대학 (나산출판사, 2000)
116. 재미있는 동물의 세계로(감수) (예문당, 1999)
117. 재미있는 곤충의 세계로(감수) (예문당, 1999)
118. 재미있는 식물의 세계로(감수) (예문당, 1999)
119. 재미있는 공룡의 세계로(감수) (예문당, 2000)
120. 재미있는 지구의 세계로(감수) (예문당, 2000)

121. 재미있는 우주의 세계로(감수) (예문당, 2000)
122. 재미있는 과학자의 세계로(감수) (예문당, 2000)
123. 재미있는 인체의 세계로(감수) (예문당, 2000)
124. 재미있는 환경의 세계로(감수) (예문당, 2000)

125. 재미있는 발명의 세계로(감수) (예문당, 2000)
126. 중국의 명소와 명문대학 (나산출판사, 2001)
127. 고향 생각과 자랑 (한미교육연구원, 2001)
128. 캐나다의 명소와 명문대학 (나산출판사, 2001)
129. 2000년대의 민족의 선택(공저) (한통연, 2001)
130. 영재들과 교육 공로자 (한미교육연구원, 2001)

131. 고사성어 대사전 (예가, 2001)
132. 교회의 갈등 그리고 화해(공저) (계명대학교, 2002)
133. 체코와 슬로바키아의 명소와 명문대학 (나산출판사, 2002)
134. 태교출산백과(공저) (으뜸사, 2002)
135. 남북한 통일정책과 민족교육 (한미교육연구원, 2002)
136. 북한의 교육정책과 명문대학 (평화문제연구소, 2002)
137. 전남쌀 줄게 개성 인삼다오(공저) (동진문화사, 2002)
138. 21세기와 조국통일(공저) (한통연, 2002)
139. 남북한의 통일 정책과 통일 장애요인(공저) (한통연, 2002)
140. 재외동포법 개정을 위해 (공저) (한국인권문제연구소, 2002)

141. 오스트리아의 명소와 명문대학 (나산출판사, 2002)
142. 꿈나무들과 미국의 교육정보 (한교연, 2002)
143. 민간요법보감 (태을출판사, 2002)
144. 캐나다 로키의 명소와 생태 (오성출판사, 2002)
145. 달라진 남한말과 북한말(공저) (예가, 2002)
146. 일본의 명소와 명문대학 (나산출판사, 2002)
147. 미주 한인 이민 100년사 (공저) (한미동포재단, 2002)

148. 배꼽이 뒤집어지는 유머 ② (예가, 2002)
149. L.A 4.29 폭동과 장학재단 (한미교육연구원 2003)
150. 유머 해학 대사전 (예가, 2003)

151. L.A 4.29 폭동의 실상 (밝은 미래 재단, 2003)
152. 호주의 명소와 명문대학 (나산출판사, 2003)
153. 통일 이야기(초급) (L.A 민주 평통, 2003)
154. 인도네시아의 명소와 명문대학 (나산출판사, 2003)
155. 한국부자 미국부자 (도서출판 사사연, 2003)
156. 오직 올바르게 살자(공저) (나산출판사, 2003)
157. 6.15 공동선언과 조국통일(편저) (한통연, 2003)
158. 꿈나무들과 교육선구자 (한교연, 2003)
159. 미주한인사회와 독립운동(공편저)
(미주한인 100주년 남가주 기념 사업회, 2003)
160. 미주동포의 민주화 및 통일운동 (나산출판사, 2004)

161. 나는 샐러드보다 파김치를 더 좋아한다(감수) (예가, 2004)
162. 구월산, 장수산 식물생태 (예문당, 2004)
163. 청소년을 위한 통일 이야기 (예가, 2004)
164. 신세대를 위한 통일 이야기 (예가, 2004)
165. 사진으로 본 미주 한인 100년사 (박영사, 2004)
166. 꿈나무와 교육정보 (한미교육연구원, 2004)
167. 조선향토 대백과 (제1권) 평양시 감수, 평화문제연구소 및
조선과학백과사전 출판사, 2003
168. 조선향토 대백과 (제2권) 남포, 개성, 나선시 감수,

평화문제연구소 및
조선과학백과사전 출판사, 2004
169. 조선향토 대백과 (제3권) 평안남도Ⅰ 감수, 평화문제연구소 및 조선과학백과사전 출판사, 2004
170. 조선향토 대백과 (제4권) 평안남도Ⅱ 감수, 평화문제연구소 및 조선과학백과사전 출판사, 2004

171. 조선향토 대백과 (제5권) 평안북도Ⅰ 감수, 평화문제연구소 및 조선과학백과사전 출판사, 2004
172. 조선향토 대백과 (제6권) 평안북도Ⅱ 감수, 평화문제연구소 및 조선과학백과사전 출판사, 2004
173. 조선향토 대백과 (제7권) 자강도 감수, 평화문제연구소 및 조선과학백과사전 출판사, 2004
174. 조선향토 대백과 (제8권) 황해남도Ⅰ 감수, 평화문제연구소 및 조선과학백과사전 출판사, 2004
175. 조선향토 대백과 (제9권) 황해남도Ⅱ 감수, 평화문제연구소 및 조선과학백과사전 출판사, 2004
176. 조선향토 대백과 (제10권) 황해북도 감수, 평화문제연구소 및 조선과학백과사전 출판사, 2004
177. 조선향토 대백과 (제11권) 강원도 감수, 평화문제연구소 및 조선과학백과사전 출판사, 2004
178. 조선향토 대백과 (제12권) 함경남도Ⅰ 감수, 평화문제연구소 및 조선과학백과사전 출판사, 2003
179. 조선향토 대백과 (제13권) 함경남도Ⅱ 감수, 평화문제연구소 및 조선과학백과사전 출판사, 2003

180. 조선향토 대백과 (제14권) 함경북도Ⅰ 감수, 평화문제연구소 및 조선과학백과사전 출판사, 2003

181. 조선향토 대백과 (제15권) 함경북도Ⅱ 감수, 평화문제연구소 및 조선과학백과사전 출판사, 2003

182. 조선향토 대백과 (제16권) 량강도 감수, 평화문제연구소 및 조선과학백과사전 출판사, 2004

183. 재외동포들의 권익을 위한 법률 (한미인권연구소, 2005)

184. 북한의 현실과 변화 (나산출판사, 2005)

185. 남북분단과 통일 및 국가안보 (나산출판사, 2005)

186. 남북통일과 평화교육 (나산출판사, 2005)

187. 21세기를 맞는 오늘의 북한 (양동출판사, 2005)

188. 조선향토 대백과 (제17권) 인물 (평화문제연구, 2005)

189. 조선향토 대백과 (제18권) 민속 (평화문제연구, 2005)

190. 조선향토 대백과 (제19권) 색인 (가가거리 - 새지골), (평화문제연구, 2005)

191. 조선향토 대백과 (제20권) 색인 (새지네골 - 힘샌골), (평화문제연구, 2005)

192. 미주 동포들의 인권 및 민권운동 (나산 출판사, 2005)

193. 남북한 사회와 통일이야기 (LA 민주 평통, 2005)

194. 수제들과 교육 공로자 (한미교육연구원, 2005)

195. 어린이 통일교육 이야기 (동양서적, 2006)

196. 청소년 통일교육 이야기 (동양서적, 2006)

197. 최신피부미용요법 (동양서적, 2006)

198. 최신육체미용요법 (동양서적, 2006)
199. 대마도는 한국땅 (동양서적, 근간)
200. 미리가본 북한 산천 (근간)

201. 독도는 우리 땅인가 (근간)
202. 독도의 영유권 논쟁과 대책 (근간)
203. 일지와 대사건으로 본 미주 한인 170년사(근간)
204. 멕시코의 명소와 명문 대학 (근간)

연구 논문

A. 자연과학 분야(생물)

· 한국내 학술지 60편
· 국제 학술지 120편

전체 180편(논문 제목과 발표 논문집 및 출판연도는 필자의 저서 백두산, 장백산 그리고 금강산(선진문화사, 1972년), 백두산 식물 생태 (예문단, 1998년) 및 금강산 식물 생태(예문당, 2000년) 부록에 수록되어 있음

B. 사회과학 분야(통일)

1. 핵의 국제적 갈등과 미국의 한반도 정책 (통일로 가는 길, 1995년)
2. 남북교류활성화 방안 (한반도통일연구회, 1996년)
3. 조국통일과 해외동포들의 역할 (한반도통일연구회, 1997년)
4. 통일을 위한 해외동포들의 역할 (통일로 향하는 마음, 1997년)
5. 재미동포의 민족교육과 통일 (한반도통일연구회, 1998년)

6. 다원시대에 돋보인 우리 전통문화 (한반도통일연구회, 1999년)
7. 포용정책, 문제가 있는가 (통일로 가는 길, 1999년)
8. 남북한통일정책의 변천과정과 현 위치
(한반도통일연구회, 2001년)
9. 남북교류 활성화를 위한 재외동포들의 기여 방안
(LA 민주평통 세미나, 2001년 5월)
10. 북한 식량난의 원인과 해결책 (한민족 포럼, 2001년 8월)

11. 한미정상회담에 등장한 NMD (LA 민주평통 세미나, 2001년)
12. 동조성 문화와 창조성 문화 (LA 3.1여성, 2001년)
13. 악의 축과 북미 관계 (한반도통일연구회, 2002년)
14. 미주동포들의 민주화 및 통일 운동
(한반도통일연구회, 미수한인 이민100주년 기념사업회, 2003년)
15. 북한의 핵문제와 재외동포의 통일의식
(평화문제연구소, 통일세미나 제주도 KAL호텔, 2003년)
16. 재외동포법의 개정 및 보완을 위해 (한민족 포럼, 2003년 3월)
17. 한미양국의 교육제도 비교
(한국학교 교사대학 일반연수과정 교재, 2003년)

공동 저자 : 강 태 녀 (Kang, Tae Nyeo)

- 현 Kang Tae Nyeo Total Beauty Center Inc. 원장
- Kang's Skincare 4개 지점(LA, Anaheim, Diamond Bar, Rancho Cucamonga)
- 남가주 미용협회 피부분과(아선회) 회장
- 독일 TNK Medizin Kosmetic Handels GmbH 경영
- 독일 뮌헨 U. Schneider사 공인 강사
- International Long Beach Beauty Show 심사위원
- 일본 Tokyo Beauty Academy 졸업
- 경원대학교 경영대학원 졸업
- 미국 Union 신학대학 졸업
- 미국 야마노 Beauty College 졸업
- 영국 Alan Inernational 수료
- 독일 Wella Academy 졸업
- 프랑스 I. C. D 미용 발표
- 일본 Beautopia 대회 Cut부분 최우수상
- 8th International Beauty Show 대회 수상
- American Liberty University (한의학 박사, Ph.D)
- Los Angeles 피오피코 시립도서관 부회장
- Los Angeles 한인회 이사
- 남가주 평통 자문위원

집에서 · 혼자서

최신피부미용요법

인쇄_2006년 5월 20일
발행_2006년 5월 25일

저자_차종환 · 강태녀
발행인_안영동

발행처_동양서적
경기도 파주시 광탄면 용미리 251-2
전화_031-957-4766/7
FAX_031-957-4768
등록번호_제6-11호
등록일_1976년 9월 6일

정가_12,000원

ISBN_89-7262-140-4 03180